难愈合性伤口护理
病例精解

名誉主编　原大江

主　　编　郭锦丽　刘　宏　佟金谕

副主编　（按姓氏笔画排序）

孔晓玲　任宏英　张　静　赵继萍　郭金花　唐　威　魏　伟

编　　委　（按姓氏笔画排序）

王　芳　王宝娜　史晓宁　乔延华　刘　彤　刘　相　宋云雅

张　洁　张　媛　张百灵　张蓓蕾　郑雪茹　赵清丽　耿俊梅

郭卯珍　郭彩霞　韩　香　谢丽红　薛　敏

U0333032

科学技术文献出版社
SCIENTIFIC AND TECHNICAL DOCUMENTATION PRESS
·北京·

图书在版编目（CIP）数据

难愈合性伤口护理病例精解 / 郭锦丽，刘宏，佟金谕主编. —北京：科学技术文献出版社，2023.5

ISBN 978-7-5189-9954-5

Ⅰ.①难… Ⅱ.①郭… ②刘… ③佟… Ⅲ.①创伤外科学—护理学 ②创伤外科学—病案—分析 Ⅳ.① R473.6

中国版本图书馆 CIP 数据核字（2022）第 238755 号

难愈合性伤口护理病例精解

策划编辑：胡　丹　　责任编辑：胡　丹　　责任校对：张永霞　　责任出版：张志平

出　版　者　科学技术文献出版社
地　　　址　北京市复兴路15号　　邮编 100038
编　务　部　（010）58882938，58882087（传真）
发　行　部　（010）58882868，58882870（传真）
邮　购　部　（010）58882873
官 方 网 址　www.stdp.com.cn
发　行　者　科学技术文献出版社发行　全国各地新华书店经销
印　刷　者　北京地大彩印有限公司
版　　　次　2023 年 5 月第 1 版　2023 年 5 月第 1 次印刷
开　　　本　787×1092　1/16
字　　　数　286千
印　　　张　18.5
书　　　号　ISBN 978-7-5189-9954-5
定　　　价　128.00元

主编简介

郭锦丽　主任护师，国际伤口治疗师，博士研究生导师，山西医科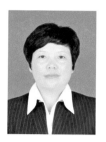
大学护理学院副院长，山西医科大学第二医院护理部主任。山西优
玛国际伤口治疗师学校校长。山西省护理学会副理事长、骨科护理
主任委员，中华护理学会骨科护理专业委员会副主任委员，中华医
学会骨科护理学组委员，中华医学会创伤学分会委员，中国研究型
医院学会护理教育专业委员会常委，山西省"百千万卫生人才培养
工程"高端领军人才，山西省"三晋英才"支持计划拔尖骨干人才。主要研究方向
为骨科护理、静脉治疗、伤口治疗。主持完成省部级科研项目 11 项，获山西省科
学技术进步奖 3 次，主持山西省自然科学基金项目 2 项。主编专著 10 部，以第一
作者或通讯作者发表国家级以上护理论文 90 余篇，SCI 收录论文 7 篇，参与实用新
型专利 2 项、发明专利 2 项。

刘宏　主管护师，国际伤口治疗师。中华医学会创伤学分会护理委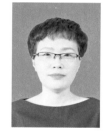
员会青年委员，中华护理学会骨科护理专业委员会青年委员，山西
省抗癌协会伤口、造口、失禁专业委员会委员。长期从事骨科临床
护理工作，擅长急性伤口、各种原因导致的压力性损伤、手术部位
感染伤口、糖尿病足、下肢静脉溃疡等创面的辅助诊疗与护理。治
疗案例多次在院、省、华北地区及全国病例大赛中获奖。作为副主
编参编专著 1 部，作为编委参编专著 5 部。参与专利 1 项，护理基金项目 1 项。

佟金谕　副主任护师，国际造口治疗师，中华护理学会会员，中华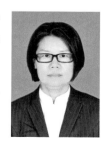
护理学会造口、伤口、失禁专业委员会专家库成员，山西省护理学
会伤口、造口、失禁专业委员会副主任委员，山西省造口、伤口、
失禁专业委员会专家库成员，山西优玛国际伤口治疗师学校班主任。
参与编写《心血管疾病的防治》《高血压病人家庭护理》《冠心病
病人家庭护理》《造口伤口失禁临床护理实务》4 部著作。主持院
内护理基金 2 项，参与省部级科研项目 3 项，发表论文 13 篇。

序一

2021 年国务院办公厅在《关于推动公立医院高质量发展的意见》中指出医院要从规模扩张转向提质增效；运行模式从粗放管理转向精细化管理；资源配置从注重物质要素转向更加注重人才技术要素。公立医院已经从"量的积累"转向"质的提升"，从"高效运行"走向"高效发展"。在医院的诊疗过程中，高质量的医疗行为与护理质量息息相关，密不可分。专科护士对临床护理质量的提高起到了不可磨灭的作用，专科护理发展已成为全球护理事业发展的大趋势。

医院是各类伤口及卧床患者聚集的场所，伤口护理专科对降低各类伤口引起的致死率和致残率、提高患者生存质量、提升医院诊疗水平有着举足轻重的作用。目前随着伤口愈合理念的更新、新材料的发展及新技术的应用，伤口治疗专业发生了巨大变化并取得进一步发展，规范化的伤口专业护理模式逐步形成。

我院的伤口专科护理技术发展迅速，不仅能协助医护完成各类伤口的临床诊疗和护理工作，还在专科人才培养方面做出了积极贡献。我院于 2020 年在山西省率先成立 EWMA 国际伤口治疗师学校，凭着优良的国际办学经验和严格的临床实践考核，先后培养了 100 余名伤口治疗师，学员覆盖 11 个省（自治区、直辖市）。本书是我院伤口护理团队的又一力作，旨在将多年临床经验进行归纳总结。其中，不仅有常见的典型伤口，如压力性损伤、糖尿病足、下肢静脉溃疡、风湿性溃疡、烧伤伤口的治疗与护理案例，也有各类造口案例的诊疗分析，还有各类疑难及罕见案例的分享，希望能为伤口相关专业人员临床实践提供帮助，为伤口专科教学提供参考，助力伤口专业的高质量发展。

为实现人民群众的病有所医，增强人民群众的获得感、幸福感和安全感，实现"健康中国"规划，提升人民群众的健康水平添砖加瓦。

李保

山西医科大学第二医院党委书记

2022.12

序二

"加强重点专科领域专业护士培训，发展专科护士队伍，进一步提升专业护理能力"是《全国护理事业发展规划（2021—2025年）》明确提出的护理发展方向和要求。那些具有专业护理能力的护士，便是我们所熟知的专科护士，她们不仅是临床实践专家，还是患者的照顾者，护理标准的执行者，护理质量的督导者，新技术的推广者，治疗方法的研究者……

众所周知，医院的诊疗活动和医疗质量离不开医生和护士的辛勤工作和密切合作。以往我们大多会用"医生的嘴，护士的腿"来形容医生和护士的关系。但随着专科护士时代的到来，总能见到被患者或家属称为"医生"的护士。这类护士便是专科护士，即在某一特殊或专门的护理领域具有较高水平和专长的专家型临床护士，伤口治疗则是其中的一个专业。

闻道有先后，术业有专攻，伤口有其特殊性，伤口专科护士通过专业的培训和学习，掌握处理伤口的要领，与医生手术治疗紧密配合，可以完美修复很多难愈性伤口。基于以上认识，我院逐步形成了骨科、血管科、内分泌科、普外科、整形科、皮肤科医疗团队与伤口专科护理团队联合组成的多学科诊疗团队，在治疗各种骨与软组织感染、难治性压力性损伤、骨髓炎、下肢静脉溃疡、糖尿病足和肠造口及其并发症方面积累了丰富临床经验，同时也得到了患者的高度认可。

在此，向在伤口治疗过程中与伤口专科护理团队有过密切合作，并给予无私帮助的各学科医疗专家及其团队表示衷心感谢，也对伤口专科护理团队表示鼓励。所谓的光辉岁月，不是万众瞩目的闪亮夺目，而是默默耕耘的跋涉时光。希望她们在方寸之间的"小伤口"上，以专业理论为基础，以前沿技术为导向，再接再厉，做出更多更大的贡献。

山西医科大学第二医院院长

2022.12

前　言

　　慢性伤口治疗是全球性的公共卫生问题。在我国，随着社会的发展、人民生活水平的提升和人口老龄化进程的持续加剧，由创伤及慢性疾病引发的各类慢性伤口患病人数逐年上升。据最新资料显示，我国每年慢性伤口患者高达 3000 万人。由于慢性伤口发病机制复杂、病程长、迁延不愈，在治疗过程中患者常处于不适状态，患者及家属的身心健康和生活质量受到严重影响。如何有效缩短慢性伤口愈合时间，提高慢性伤口治愈率，改善患者临床结局是亟待解决的难题。

　　全国各级医疗机构根据功能定位和任务要求，结合医学技术发展和患者护理需求，在伤口专科能力提升方面纷纷加大了技术力量的投入，伤口专科护士便孕育而生。我院也紧跟专业需求和发展趋势，经过近十年的发展，已形成以优势学科为依托的慢性伤口专业治疗护理团队。我院的伤口护理团队在临床实践、教育、培训、科研和管理方面都取得了显著成效，并积累了丰富经验。在此基础上，我们组织团队骨干成员查阅大量资料，总结实践经验，编写了《难愈合性伤口护理病例精解》一书，将知识和经验与大家分享，为广大从事伤口专科治疗与护理的相关从业人员提供学习参考。

　　全书共分 8 个章节，立足临床常见各类典型慢性伤口，收集了各种疑难罕见病例，图文并茂，汇集了 45 个伤口、造口相关的成功治疗案例。通过病史、辅助检查、全身评估、局部评估，以思维导航为引导，展开局部和全身治疗过程的详细解读，系统介绍伤口治疗过程中的相关理论与技能，最后以点睛之笔为读者进行病例的深度解析。

　　本书在编写过程中参考查阅了大量的中外研究文献，在此，向各位编者致以衷心感谢！由于编写时间仓促，水平有限，可能存在诸多不足和缺憾，还望广大读者不吝赐教，提出宝贵意见，以便及时更正和学习。

编者

2022.12

目　录

第一章　骨与软组织感染

第二章　皮肤与皮下组织感染

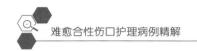

第三章　糖尿病足溃疡

第四章　压力性损伤

第五章　血管及免疫疾病伤口

第六章　造口与失禁

第一章
骨与软组织感染

001　化脓性膝关节炎合并糖尿病皮肤溃疡

　　人类区别于其他哺乳动物的标志之一就是直立行走。在行走过程中，膝关节发挥了承重和屈伸的重要功能与作用。膝关节是我们使用最多、活动范围最大、承受压力最重的关节之一，同时也是最容易受损的关节之一。

　　化脓性膝关节炎是一种常见骨科疾病，由于其感染难以控制，常常导致病程迁延不愈甚至功能严重丧失。患者合并有糖尿病、服用激素、医源性感染等是导致化脓性关节炎的重要原因之一。尽管切开引流联合关节腔持续冲洗是最常用、最有效的治疗方法，但是糖尿病是关节疾病并发症的独立危险因素，常常会导致切口延迟愈合和炎症的扩散，给患者和家庭带来沉重的经济负担和心理压力。

病历摘要

患者，男性，37 岁，左膝皮肤破溃 40 天，加重伴脓性渗出 14 天。

【现病史】

患者于 2020 年 11 月无明显诱因出现左膝皮肤肿胀，10 天后出现皮肤破溃结痂，痂皮掉落后伤口未愈合，自行家中换药，伤口仍未愈合。于 12 月 7 日就诊于外院，给予抗炎、伤口换药等对症治疗，创面恶化，有脓性分泌物渗出。患者及家属为求进一步诊治，就诊于我院，门诊以"左膝关节化脓性关节炎"收入我科。

【既往史】

糖尿病病史 12 年；有吸烟史 20 年，每日吸 20 支；有饮酒史，每日饮 250 mL；无药物过敏史。

【全身评估 -1】

患者一般情况可，精神、食欲、睡眠差，大小便正常。查体：慢性病容貌，面色灰土，活动无耐力；下肢及会阴水肿，腹部膨隆（图 1-1-1 ～图 1-1-3）。

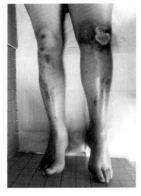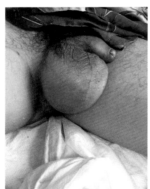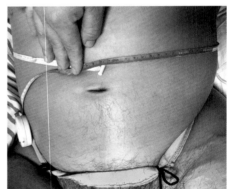

图 1-1-1　下肢水肿　　　图 1-1-2　会阴水肿　　　图 1-1-3　腹部膨隆

【辅助检查 -1】

实验室检查见表 1-1-1。

表 1-1-1 实验室检查

血常规	
★红细胞计数 2.89×10^{12}/L ↓	★血红蛋白 92 g/L ↓
★白细胞计数 16.68×10^9/L ↑	★血小板 631×10^9/L ↑
中性粒细胞百分比 82.50% ↑	
尿常规	
★尿隐血 ++	★尿葡萄糖 +++
★尿酮体 -	白细胞 8 个 /μL
★尿酸碱度 6.0	红细胞 76 个 /μL ↑
β_2 微球蛋白 4.63 mg/L ↑	
血电解质	
钾 4.25 mmol/L	钠 134.00 mmol/L ↓
氯 100.00 mmol/L	
肝功能	
人血清白蛋白 22.00 g/L ↓	血清前白蛋白 79.00 mg/L ↓
血清丙氨酸氨基转移酶 50.80 U/L ↑	血清天门冬氨酸氨基转移酶 45.50 U/L ↑
白球比例 0.72 ↓	
肾功能	
尿素 7.10 mmol/L	肌酐 76.00 μmol/L
尿酸 245.00 μmol/L	血清胱抑素 1.19 mg/L ↑
α_1 微球蛋白 119.11 mg/L ↑	
凝血功能	
纤维蛋白（原）降解产物 8.41 μg/mL ↑	D- 二聚体 915.00 ng/mL ↑
其他	
糖化血红蛋白 8.60% ↑	C- 反应蛋白 184.00 mg/L ↑
葡萄糖测定 11.94 mmol/L ↑	血清甘油三酯 2.22 mmol/L ↑
血清总铁结合力 21.76 μmol/L ↓	血清碳酸氢盐 26.60 mmol/L
降钙素原 1.16 ng/mL ↑	红细胞沉降率 120.00 mm/h ↑

笔记

影像学检查：左膝关节 X 线见图 1-1-4，左膝 ECT 见图 1-1-5。

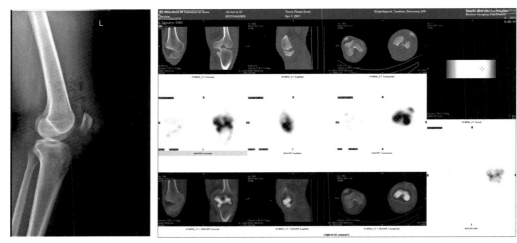

图 1-1-4　膝关节 X 线　　　　　　　　　图 1-1-5　ECT

治疗与护理

【局部评估 -1】

首诊局部评估见表 1-1-2 及图 1-1-6。

表 1-1-2　首诊局部评估

伤口位置	左膝关节
伤口大小	10 cm × 7 cm
渗出液	伤口处乳白色脓性分泌物渗出 深部有棕绿色脓性分泌物
基底组织	< 75% 红色，> 25% 黄色，黄白相间
周围皮肤	红肿
疼痛评分（NRS）	5 分
细菌培养结果	脆弱拟杆菌

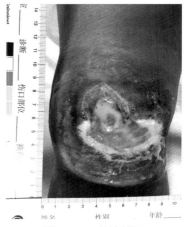

图 1-1-6　首诊创面

笔记

【思维导航 -1】

（1）患者全身情况差，存在多系统功能障碍，需要多学科共同管理，改善全身状况。

（2）伤口局部引流不畅，脓液积聚明显，首先要做好积液的引流。

【治疗过程 -1】

局部处理：使用大量 0.9% 氯化钠溶液冲洗伤口，探明伤口向内上髁走行，嘱患者左侧大角度侧卧位，挤压脓腔，有大量黄绿色黏稠状伤口分泌物流出（图1-1-7）。利用已有切口，留置抗菌油纱引流条，利于引流（图 1-1-8）。棉垫包扎伤口。根据渗液量更换伤口敷料。

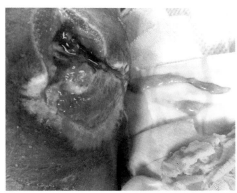
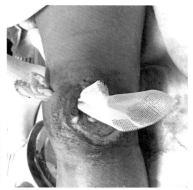

图 1-1-7　体位引流　　　　　　　图 1-1-8　引流条引流

全身干预：积极组织全院会诊（图 1-1-9），骨科牵头，请肾内科、消化内科、药剂科、风湿免疫科、麻醉科、内分泌科、血管外科、泌尿外科、伤口治疗专科专家讨论商榷、制定患者的治疗方案。

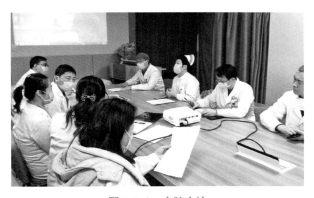

图 1-1-9　全院会诊

输注注射用头孢哌酮舒巴坦＋甲硝唑行抗感染治疗，静脉滴注入免疫球丙球蛋白 10 g、人血清白蛋白 20 g，治疗低蛋白血症。调整重组人胰岛素（优 R）用量为三餐前 8 U 皮下注射，伏格列波糖 0.2 mg 三餐前口服，甘精胰岛素于晚 10 时 22 U 皮下注射。复查血培养＋药敏试验、皮质醇节律（16 时，早 8 时）、风湿筛查自身免疫抗体等。待患者病情平稳后行骨科手术治疗。

嘱患者左下肢最大限度外展外旋位休息。水肿部位加强皮肤护理，会阴低垂部位给予托举抬高护理（图 1-1-10）。

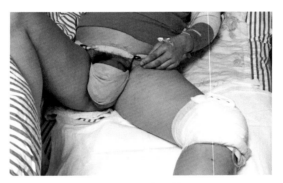

图 1-1-10　水肿护理

【全身评估 -2】

患者全身状况趋于稳定，体温回落，蛋白回升，血糖平稳，水肿减轻。

【局部评估 -2】

局部评估见表 1-1-3 及图 1-1-11。

表 1-1-3　局部评估

伤口位置	左膝关节
伤口大小	10 cm × 7 cm
渗出液	淡黄色渗出液
基底组织	红色
周围皮肤	红肿减轻
疼痛评分（NRS）	3 分

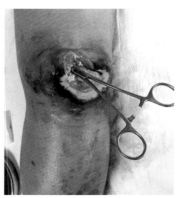

图 1-1-11　存在无效腔

【思维导航 -2】

（1）全身情况的好转为伤口的进一步处置和治疗提供了基础和保障。

（2）伤口无效腔的处理方案是影响患者病情的重要因素。无效腔处理得当，将很大程度地降低伤口局部的细菌负荷载量，反之，则会加重局部组织的感染，进而影响患者的全身状况。

【治疗过程 -2】

局部处理：将引流管头端置于无效腔内，利用虹吸效应将残余渗液引流出体外，置管后，可见大量稀薄脓性分泌物流出（图 1-1-12）。将冲洗管一端置入无效腔，另一端以 1000 ～ 1500 mL 0.9% 氯化钠溶液冲洗，直至血性渗液流出（图 1-1-13）。将冲洗管利用油纱妥善固定，冲洗管另一端接 3000 mL 0.9% 氯化钠溶液，进行持续静脉滴注，引流管尾端接引流袋装置（图 1-1-14），这样可以减少脓性分泌物积聚，降低局部细菌生物负荷。伤口以棉垫妥善包扎。

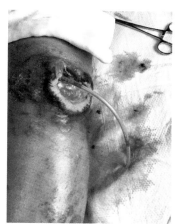 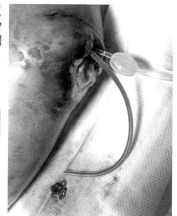 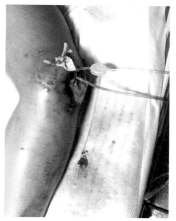

图 1-1-12 引流　　　　　　图 1-1-13 冲洗　　　　　　图 1-1-14 持续滴注

全身干预：治疗同前，继续改善全身状况，择期行外科清创手术治疗。

【全身评估 -3】

一周后，患者顺利通过手术评估，在全身麻醉下行左膝关节化脓性关节炎病灶切除 + 灌洗清创引流 +VSD 安置术。

【局部评估 -3】

术中局部评估见表 1-1-4 及图 1-1-15。

表 1-1-4　术中局部评估

伤口位置	左膝关节
伤口大小	12 cm × 10 cm
渗出液	血性渗出
基底组织	红色
周围皮肤	红肿减轻

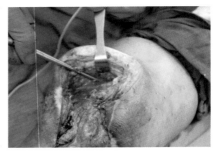

图 1-1-15　术中局部评估

【思维导航 -3】

（1）外科手术可以比较彻底地清理病灶，但是并不能一次性清除致病细菌，需要随后进行持续或多次的伤口局部治疗。

（2）持续负压封闭引流技术：前期，它可以实现渗液的"零"积聚；后期，还可以促进肉芽组织的生长。

【治疗过程 -3】

局部处理：彻底清理病灶后，留置冲洗管一条、引流管数条，伤口以 VSD 覆盖（图 1-1-16），术后，持续 0.9% 氯化钠溶液冲洗。此期间要保持管路的通畅，做好出入量登记和记录，便于判断病情趋势。术后 10 天，拆除 VSD，伤口状况明显好转（图 1-1-17）。

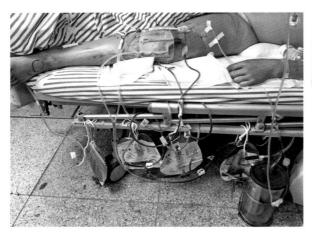

图 1-1-16　术后

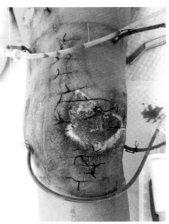

图 1-1-17　术后 10 天伤口

全身干预：术后全身应用抗生素，补充白蛋白。待病情稳定后，转相关内科科室调理。

【转归／随访】

术后 57 天伤口随访见图 1-1-18。

术后 99 天伤口愈合见图 1-1-19。

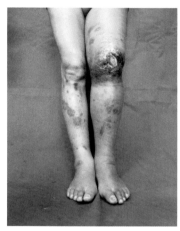 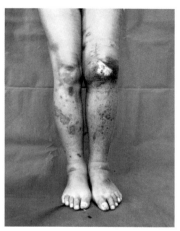

图 1-1-18　术后 57 天　　　　图 1-1-19　术后 99 天

点睛之笔

1. 引流术已成为一项基本的外科处理原则。随着技术及材料的发展，引流由过去的单一切开被动引流，逐步发展成为在引流的同时，还能完成持续冲洗等治疗功能；具备了主动引流功能，实现了渗液的"零"积聚。引流的材料也由传统纱布，扩展到各种引流管，再到持续负压引流套装材料。

2. 外科手术引流的方式有很多，引流的关键是选择正确的引流方式和引流后对患者引流物的管理，值得创面修复相关技术人员注意的是引流的指征、时机及材料的选择。本案例依据患者病情的不同阶段和治疗目的，适时合理地采用了体位引流、虹吸引流、脉冲式冲洗引流、持续静脉滴注引流、持续负压引流等多种引流方式，为疾病治疗提供有力保障。

郭锦丽　刘宏　郭彩霞

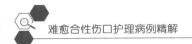

002 下肢骨与软组织感染后保肢及功能重建的伤口治疗

人体的下肢有着承受重量和完成伸展运动的功能。在生产生活中，因致伤因素及损伤能量的不同，往往在下肢骨折的同时，都会有不同程度的软组织损伤。如果损伤严重或处理不当，极易造成下肢骨与软组织的感染。下肢软组织感染在临床处理中一直比较棘手，尤其是大面积皮肤软组织缺损伤口，常常出现伤口不愈合或难以愈合的现象，不仅影响骨组织与下肢功能的重建，还会影响肢体的外观形态，严重影响患者的身心健康。

病历摘要

患者，男性，31岁，主诉：右胫腓骨开放骨折术后23天创面愈合差，胫骨及软组织外露。

【现病史】

患者于2020年12月15日早晨6时工作时被砸伤右小腿，右小腿当即出血、疼痛伴活动受限。被送往当地医院，转运过程中患者出现昏迷，到达急诊后意识恢复，行X线片示右胫腓骨开放粉碎性骨折。急诊行右胫腓骨粉碎性骨折清创＋胫骨外固定架安置＋腓骨髓内钉安置术。术后多次行创面坏死组织清创术，创面愈合差，胫骨及软组织外露。患者及家属为求进一步诊治，就诊于我院。

【既往史】

否认传染病、高血压、糖尿病及心脏病病史；有手术及外伤史：2020年12月15日行右胫腓骨开放骨折清创＋胫骨外固定架安置＋腓骨骨折闭合复位内固定术，2020年12月25日行右胫腓骨开放骨折术后肌肉皮肤坏死清创＋VSD安置术，2021年1月1日行右胫腓骨开放骨折术后肌肉皮肤坏死清创＋VSD拆除术；有输血史；有吸烟史15年，每日吸20支；有饮酒史，每日饮100 mL；否认药物、食物过敏史。

【全身评估 -1】

患者神志清楚，精神、食欲、睡眠可，大小便正常。患者体温 38.3 ℃，右小腿前内侧可见外固定架安置妥，右小腿前外侧可见 11 cm×20 cm 皮肤缺损，可见软组织及骨外露，内侧可见 9 cm 手术切口，右小腿压痛及叩击痛阳性，末梢感觉、血运可，足背动脉可触及。其余肢体活动、血运、感觉未见明显异常（图 1-2-1 ）。

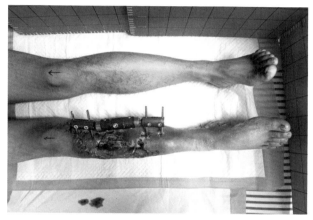

图 1-2-1　入院评估

【辅助检查 -1】

实验室检查：外周血白细胞计数 5.5×10^9/L，红细胞沉降率 117 mm/h，C- 反应蛋白 34.7 mg/L，降钙素原 0.11 ng/mL。

影像学检查：右下肢 X 线检查见图 1-2-2。

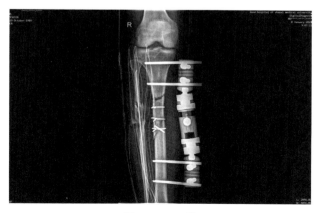

图 1-2-2　X 线

治疗与护理

【局部评估 -1】

首诊局部评估见表 1-2-1 及图 1-2-3。

表 1-2-1　首诊局部评估

伤口位置	右小腿
伤口大小	11 cm × 20 cm
渗出液	黄色分泌物
基底组织	> 75% 红色，< 25% 黄色
周围皮肤	红肿
疼痛评分（NRS）	6 分
细菌培养结果	肺炎克雷伯菌
气味	腥臭味

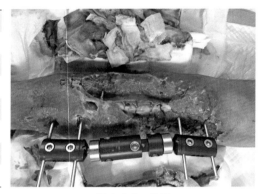

图 1-2-3　首诊

【思维导航 -1】

（1）创伤术后切口，历经反复多次清创，软组织缺失严重。骨外露，导致大段骨感染坏死。临床救治难度大，应尽快完善相关检查，制定治疗方案。

（2）伤口治疗是当务之急，但不能一味地行外科手术清创处理，应避免外科手术清创带来的进一步软组织缺失和血运破坏后的感染加重。

（3）该阶段伤口治疗的目的：尽快完成伤口床的准备，即尽快提供良好软组织条件。

（4）患者处于感染高消耗状态，注意全身感染控制及营养支持。

【治疗过程 -1】

局部处理：患者来院时，多层敷料已经浸渍（图 1-2-4）。去除外层敷料后，可见大量黄色带有腥臭味渗液流出（图 1-2-3），超声清创后，见近 10 cm 骨质外露，内固定螺钉、钢丝清晰可见。进一步探查后，见一脱落骨块（图 1-2-5），髓腔随之暴露，髓内感染渗液随之溢出。大量 0.9% 氯化钠溶液超声清创后，采用抗菌油纱甩尾填塞髓腔（图 1-2-6），同时抗菌油纱覆盖伤口床。针道处伤口以藻酸盐抗菌敷料覆盖。外层覆以无粘边泡沫敷料（图 1-2-7），纱布绷带包

笔记

扎（图1-2-8）。视渗液情况2～3天换药一次。一周后渗液得到明显的控制（图1-2-9）。

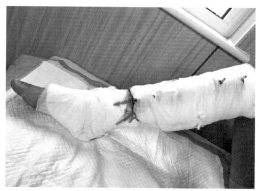

图 1-2-4 大量渗液

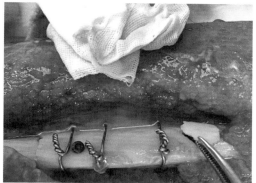

图 1-2-5 脱落骨块

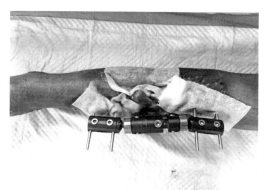

图 1-2-6 髓腔引流

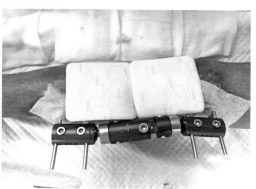

图 1-2-7 敷料覆盖

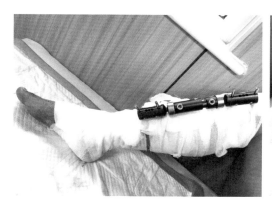

图 1-2-8 包扎

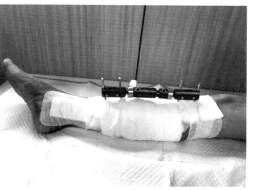

图 1-2-9 渗液减少

全身干预：监测感染指标与体温，全身应用敏感抗生素，嘱患者加强营养，补充蛋白质摄入。

【全身评估 -2】

患者体温逐渐趋于正常，各项治疗配合好。

【局部评估 -2】

局部评估见表 1-2-2 及图 1-2-10。

表 1-2-2　局部评估

伤口位置	右小腿
伤口大小	11 cm × 20 cm
渗出液	中量血性液体
基底组织	100% 红色组织
周围皮肤	红肿消退，边缘红润，无浸渍
疼痛评分（NRS）	3 分
气味	无

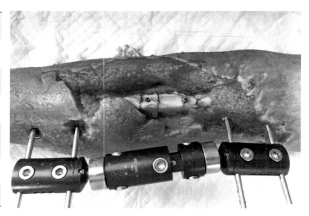

图 1-2-10　术前局部评估

【思维导航 -2】

（1）1 周的伤口治疗成效显著，同时也为静脉血栓筛查和治疗提供了宝贵的时间。

（2）与患者及家属交代病情，制定：清创—短缩—延长的矫形重建手术方案。

（3）术后，伤口修复将迎来新的治疗阶段。

【治疗过程 -2】

局部处理：入院 10 天后，患者在全身麻醉行下右胫腓骨开放粉碎骨折术后腓骨内固定取出 + 感染病灶清除 + 胫骨截骨 + 腓骨截骨 + 抗生素骨水泥置入 + 外固定架拆除 + 伊氏架安置术（图 1-2-11）。术中抗生素骨水泥链珠填充伤口，在持续局部抗菌的同时，起到有效的引流作用（图 1-2-12）。

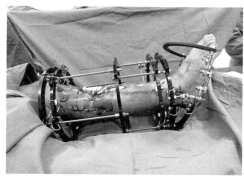

图 1-2-11　术中

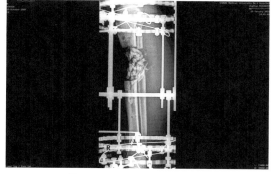

图 1-2-12　骨水泥链珠填充

全身干预：全身应用敏感抗生素，外科手术治疗后，感染病灶得到有效清除，感染指标回落。在病情允许条件下，鼓励患者尽早离床活动。

【全身评估 -3】

患者无发热症状，各项治疗配合好。

【局部评估 -3】

局部评估见表 1-2-3 及图 1-2-13。

表 1-2-3　局部评估

伤口位置	右小腿
伤口大小	11 cm × 20 cm
渗出液	少量血性液体
基底组织	100% 红色组织
周围皮肤	红肿消退，边缘红润，无浸渍
疼痛评分（NRS）	3 分
气味	无

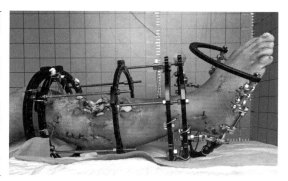

图 1-2-13　局部评估

【思维导航 -3】

（1）一期手术完成后，伤口由感染清创阶段，逐步走向肉芽填充及修复阶段，也意味着伤口完成了由复杂伤口向简单伤口的转变。

（2）二期肢体短缩治疗，可以在较短的时间内完成大面积软组织丢失后的伤口原位修复工作，在软组损失严重的病例治疗中有着明显优势。同时，也为后期的肢体延长，奠定了良好软组织条件。

笔记

【治疗过程 -3】

局部处理：0.9% 氯化钠溶液充分冲洗伤口后，抗菌油纱覆盖，外层纱布包扎。指导患者 5 ～ 7 天换药 1 次（图 1-2-14）。遵医嘱，根据搬移方案，指导患者进行肢体短缩治疗，期间定期门诊随访，监测伤口情况，视伤口回缩情况，将抗生素骨水泥逐步取出（图 1-2-15）。搬移期间，严密观察肢体骨与软组织情况，谨防搬移并发症发生。待伤口修复完成，评估感染指标及骨与软组织情况（图 1-2-16、图 1-2-17），择期再行截骨肢体延长矫形术（图 1-2-18），之后遵循肢体延长术患者治疗路径即可。

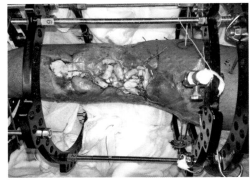
图 1-2-14　术后 1 周

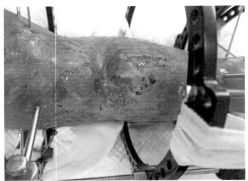
图 1-2-15　术后 8 周

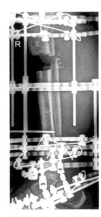
图 1-2-16　肢体短缩

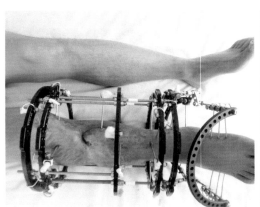
图 1-2-17　术后 18 周

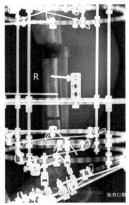
图 1-2-18　肢体延长矫形术

全身干预：帮助患者树立战胜疾病的信心，指导患者掌握肢体康复运动方式及注意事项。

【转归／随访】

术后 41 周，患者肢体延长基本完成（图 1-2-19）。在逐步完成外固定架构型简化后（图 1-2-20），最终完成保肢及功能重建治疗。

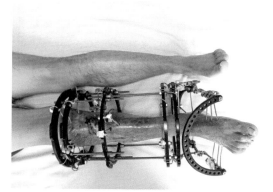
图 1-2-19　术后 41 周

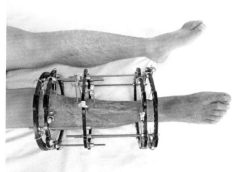
图 1-2-20　术后 48 周

点睛之笔

1. 根治感染并获得骨与软组织的愈合，是此类疾病的终极治疗目标。传统治疗一般是先控制感染，然后清创，再覆盖创面，最后植骨修复骨缺损，这个过程往往需要多次手术，并且因顾忌骨缺损范围过大而不能彻底清创，导致治疗结果的不确定性，而不得已截肢处理。本案例应用张力—应力法则下的骨搬移技术及伤口全程管理治疗，获得了较为满意的治疗效果，最终达到了患者的保肢意愿。

2. 针对复杂的骨与软组织感染伤口，应用微创技术及超声清创，无须过度剥离组织，对于损伤处及软组织血运影响低，利于软组织修复。

3. 伤口治疗在与骨搬移的密切配合下，骨搬移技术的持续牵张有效改善软组织血供，对修复创面起到了积极作用；在治疗过程中，创伤小，不限制日常生活及自理能力，能够早期进行功能康复训练，肢体功能恢复良好。

刘宏　郭彩霞

003　跟骨骨折术后骨外露切口不愈合

跟骨骨折多是坠落伤所致，症状表现为足部疼痛、肿胀、行动受限。目前临床常行切开复位钢板内固定术治疗，但足跟部位的软组织薄弱，术后皮肤容易坏死，从而导致骨外露、钢板外露、切口不愈合等情况发生。

病历摘要

患者，男性，42 岁，主诉：左跟骨骨折术后 5 个月，伤口停止生长并在左跟骨处形成一个"L"形切口。于 2014 年 5 月 19 日就诊我科进行治疗。

【现病史】

2013 年 10 月 10 日高空坠落致左足跟疼痛肿胀入院，诊断为左跟骨骨折，完善相关检查后于 12 月 13 日在腰麻下行左跟骨骨折切开复位内固定术。术后半个月伤口不愈合，在当地医院进行治疗仍未好转入住我院，于 2014 年 4 月 16 日行左跟骨骨折内固定取出术 + 伤口清创扩创缝合 VSD 安置术，经过 2 个疗程的 VSD 负压吸引治疗，患者伤口无生长迹象，在左跟骨处形成一个"L"形切口，就诊伤口治疗门诊。

【既往史】

患者既往体健，无长期慢性病病史及食物、药物过敏史。

【全身评估 -1】

患者神志清楚，精神尚可，神情焦虑。生命体征平稳，无发热症状，体型匀称。自发病以来在当地输注头孢类抗生素治疗 10 天，每天碘伏擦拭伤口换药 1 次，余无特殊处理。患者长期吸烟，每日 1 包。

治疗与护理

【局部评估 -1】

首诊局部评估见表 1-3-1 及图 1-3-1。

表 1-3-1　首诊局部评估

伤口位置	左跟骨外侧
伤口大小	4 cm × 4 cm × 2 cm
渗出液	无
基底组织	75% 红色，25% 黄色（外露骨）
伤口外观	薇乔线牵拉，皮瓣发黑
伤口边缘	内卷，变钝
周围皮肤	部分发黑
疼痛评分（NRS）	4 分
细菌培养及药敏结果	阴性

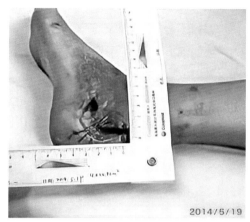

图 1-3-1　首诊伤口

【思维导航 -1】

（1）患者病程长，经历 4 次手术，焦虑烦躁，失去治疗信心，需要做好心理安慰工作。

（2）伤口不愈长达 6 个月，考虑到伤口床内有细菌生物膜存在，根据 TIME 原则，结合本伤口特点首先进行伤口抗感染的管理，拟行锐性清创 + 脉冲式灌洗降低细菌生物膜负荷。

（3）此伤口位于肢体末端，血运差，皮下脂肪菲薄，存在骨外露，治疗原则为彻底清创后给予外露骨部分保湿、补水，应用藻酸盐银离子填充，控制感染诱导肉芽再生。

（4）因左足跟外侧 "L" 形切口形成切口皮瓣，避免皮瓣回缩，保留薇乔线。

【治疗过程 -1】

局部处理：用 0.9% 氯化钠溶液纱布清洗伤口床，然后用注射器抽吸 0.9% 氯化钠溶液脉冲式灌洗创面，之后使用咬骨钳咬取外露骨清除生物膜；内层敷料采用水凝胶给外露骨保湿补水，加藻酸盐银离子敷料填充降低细菌数量，诱导肉芽组织再生；外层敷料选择带边泡沫敷料封闭伤口，绷带包扎固定；根据渗液量，每 3 ～ 4 天换药 1 次（图 1-3-2、图 1-3-3）。

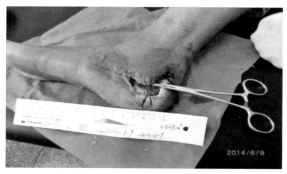

图 1-3-2 首诊伤口局部处理

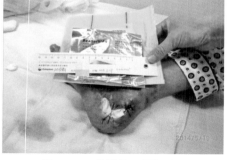

图 1-3-3 首诊伤口局部处理

全身干预：要求患者戒烟限酒，抬高患肢，无负重功能锻炼。给患者及家属详细讲解换药及敷料使用方法，以及留取伤口影像资料的注意事项。患者带敷料回家，互加微信及时指导，如有不适，随时就诊。

【全身评估 -2】

患者无发热症状，各项治疗配合好。

【局部评估 -2】

43 天局部评估见表 1-3-2 及图 1-3-4。

表 1-3-2　43 天局部评估

伤口位置	左跟骨外侧
伤口大小	5 cm × 5 cm × 3 cm
渗出液	无
基底组织	100% 红色肉芽组织，少量外露骨
伤口外观	拆除薇乔线、皮肤缺损增大，皮瓣颜色正常
伤口边缘	内卷，变钝
周围皮肤	肤色红润
疼痛评分（NRS）	2 分

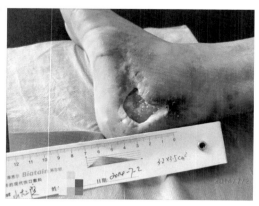

图 1-3-4 43 天局部评估

【思维导航 -2】

43 天治疗，患者居家换药自行拆除薇乔线，导致皮瓣回缩伤口扩大，但肉芽组织新鲜红润，表明治疗有效，应进一步采取措施，促进肉芽组织生长。

【治疗过程 -2】

局部处理：薇乔线拆除后导致伤口扩大，将绷带卷放置于皮瓣上，用弹力绷带加压包扎伤口，起到推移皮瓣促进愈合的作用；伤口清洁、清创方法及敷料选择同前；此方法换药经历 16 天，换药 3 次，伤口逐渐好转；延长至 5 ～ 7 天换药 1 次（图 1-3-5）。

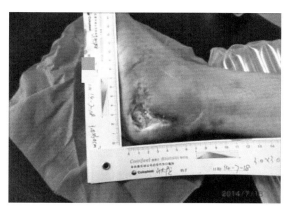

图 1-3-5　43 天伤口局部处理

全身干预：病情得到有效控制，伤口基底肉芽组织生长良好，患者焦虑得以彻底解除。指导患者行踝泵运动，防止肌肉萎缩。

【局部评估 -3】

77 天局部评估见表 1-3-3 及图 1-3-6。

表 1-3-3　77 天局部评估

伤口位置	左跟骨外侧
伤口大小	2 cm×3 cm
渗出液	无
基底组织	100% 红色肉芽组织，少量骨外露
伤口边缘	上皮化
周围皮肤	肤色正常
疼痛评分（NRS）	3 分
细菌培养及药敏结果	阴性

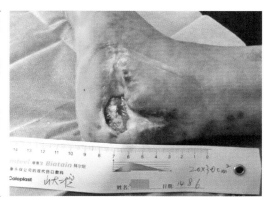

图 1-3-6　77 天局部评估

【治疗过程 -3】

局部处理：继续刮除外露骨，提供湿性环境，促进愈合；延长至 7 天换药 1 次。

全身干预：病情得到有效控制，伤口缩小，患者焦虑得以彻底解除；指导患者行踝泵运动，防止肌肉萎缩。

【全身评估 -4】

2014 年 8 月患者在家意外跌倒，导致伤口有大量出血，X 线检查无骨折发生。

【局部评估 -4】

99 天局部评估见表 1-3-4、图 1-3-7 及图 1-3-8。

表 1-3-4   99 天局部评估

伤口位置	左跟骨外侧
伤口大小	2 cm × 3 cm
渗出液	大量出血，敷料饱和
基底组织	100% 红色肉芽组织，少量骨外露
伤口边缘	上皮化
周围皮肤	肤色正常
疼痛评分（NRS）	3 分
细菌培养及药敏结果	阴性

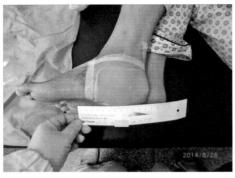
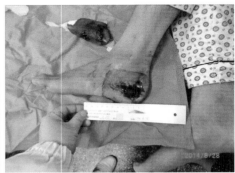

图 1-3-7   99 天局部评估   图 1-3-8   99 天局部评估

【治疗过程 -4】

局部处理：治疗同前，加强健康教育，防止跌倒等意外发生，此方法换药历经 50 天，换药 9 次，肉芽组织生长迅速，伤口愈合快（图 1-3-9、图 1-3-10）。

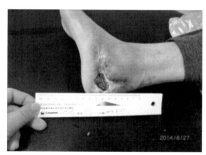
图 1-3-9　99 天伤口局部处理

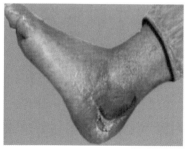
图 1-3-10　99 天伤口局部处理

【转归／随访】

经过 150 天治疗，伤口最终愈合（图 1-3-11）。

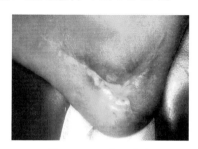
图 1-3-11　伤口愈合

点睛之笔

1. 该患者经历多次手术，伤口失去活性，且位于肢体末端，血运差，皮下脂肪菲薄，存在骨外露，故愈合非常困难。水凝胶加藻酸盐银离子是治疗骨外露的重要措施，通过创造湿性环境、补水保湿，从而诱导肉芽组织再生，达到伤口愈合的目的。

2. 新鲜出血对肉芽生长起促进作用，本案例在患者伤口出血之后愈合加快，这可能与出血后机体释放大量的血小板有关。血小板激活后能通过 α 颗粒的脱颗粒释放出多种生长因子，参与伤口愈合过程的调控，促进伤口肉芽组织生长，从而加速难愈伤口的愈合。

3. 对医疗资源匮乏地区的慢性伤口患者，采取微信指导延续护理是治疗难愈性伤口的必要措施。

郭金花　郭彩霞

笔记

23

004　富血小板血浆治疗右外踝软组织挫裂伤

富血小板血浆（plaelet rich plasma，PRP）是采集自体新鲜全血加入抗凝剂后，通过血液成分分离机以特定离心方式得到的含高浓度血小板血浆，是一种血小板浓缩物。其主要成分包括血小板（浓度为正常人血小板计数的 3～5 倍）、白细胞、纤维蛋白、血浆等多种成分。富血小板血浆由于富含血小板，被激活后会释放出大量生长因子，各生长因子之间有很强的协同作用，可增强组织的再生和修复；大量的白细胞能更好地起到防止感染的作用；大量的纤维蛋白包裹血小板和白细胞，防止其流失，为修复细胞的爬行提供良好的支架。

近年来，该技术被广泛应用于骨科（难愈性创面修复、软骨损伤与关节领域、运动损伤肌腱韧带领域）、普外科、口腔颌面科、整形外科等多个领域。

病历摘要

患者，男，14 岁，主诉：高处坠落致右距骨骨折、左胫腓骨骨折内固定术、右外踝皮肤软组织损伤与感染 1 月余，为治疗慢性伤口就诊。

【现病史】

2020 年 6 月 14 日由高处坠落伤，致左小腿、右足疼痛、肿胀、活动受限 1 天首次就诊，7 月 10 日全麻下行右距骨开放粉碎骨折切开复位内固定、右足软组织损伤感染扩创、VSD 安置术；因右外踝伤口迁延不愈拟行皮瓣转移术，7 月 21 日再次就诊。

【既往史】

无慢性病病史及药物、食物过敏史，无烟酒嗜好。

【全身评估 -1】

入院后患者神志清楚、精神食欲好，体温 36.3 ℃、脉搏 72 次 / 分，呼吸 18 次 / 分，血压 110/70 mmHg，化验血细胞计数、血红蛋白浓度、血小板计数均正常。右外踝处 3 cm × 6 cm × 0.5 cm 软组织缺损，深达肌腱，软组织外露，基底可见红色肉芽组织。

治疗与护理

【局部评估 -1】

首诊局部评估见表 1-4-1 及图 1-4-1。

表 1-4-1　首诊局部评估

伤口位置	右外踝
伤口类型	慢性伤口
伤口大小	3 cm × 6 cm × 0.5 cm
伤口颜色	100% 暗红色
伤口边缘	黑色皮缘内卷
伤口周围皮肤	红肿、周围浸渍
细菌培养	阴性
渗出液	少量
气味	无异味
疼痛评分（NRS）	3 分

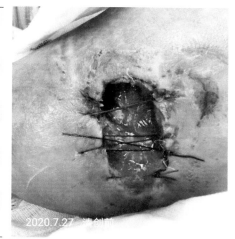

图 1-4-1　首诊局部评估

【思维导航 -1】

（1）伤口经换药、VSD 治疗 5 周未愈合，医生拟行皮瓣转移术，手术治疗病程相对较长，术后绝对卧床 7 ～ 10 天，在此期间烤灯照射、监测皮温、"三抗（抗感染、抗凝、抗痉挛）治疗"，严密观察皮瓣的颜色、温度、肿胀程度、毛细血管反流等各项指标，且皮瓣移植手术其转归存在不确定性；皮瓣外形较臃肿、后期需要整形修复，患者家属对此方法心存疑虑。

（2）与患者及家属沟通后，其自愿选择 PRP 技术修复创面。

【治疗过程】

签署 PRP 治疗知情同意书，采集富血小板血浆，多联收集袋自动分装，深低温保存。

清创：用 0.9% 的氯化钠冲洗伤口，清除伤口内的坏死组织，冲洗掉残余碘伏溶液，充分暴露伤口床基底组织，搔刮皮肤缺损创面及边缘至新鲜出血。再次用 0.9% 的氯化钠冲洗创面，用无菌纱布吸干创面（图 1-4-2）。

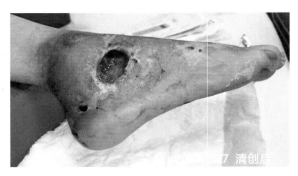

图 1-4-2　清创后

富血小板血浆凝胶制备：用注射器抽取 5 ～ 10 mL 富血小板血浆置入换药盘，加入氯化钠凝血酶（由 0.9% 的氯化钠稀释 500 U 凝血酶冻干粉混合而成）（图 1-4-3、图 1-4-4）。

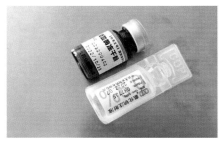
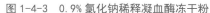
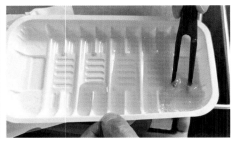

图 1-4-3　0.9% 氯化钠稀释凝血酶冻干粉　　　　　　图 1-4-4　PRP 凝胶制备

富血小板血浆凝胶应用：将制备好的血浆凝胶铺设创面，用凡士林纱布覆盖，泡沫敷料封闭伤口，第 7 天打开伤口，观察创面肉芽生长情况；同样方法再次给予伤口换药处理（图 1-4-5）。

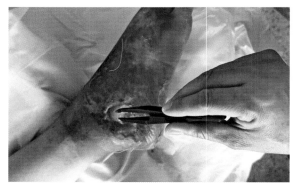

图 1-4-5　凝胶应用

【全身评估 -2】

患者精神食欲好，生命体征正常，能够很好地配合。

【局部评估 -2】

14 天局部评估见表 1-4-2 及图 1-4-6。

表 1-4-2　14 天局部评估

伤口位置	右外踝
伤口类型	慢性伤口
伤口大小	2 cm×3 cm，粉红色肉芽已充满
伤口颜色	100% 粉红色
伤口边缘	肉芽组织爬行，创面缩小
周围皮肤	红肿消退，色素沉着
细菌培养	阴性
渗出液	基本没有
气味	无异味
疼痛评分（NRS）	1 分

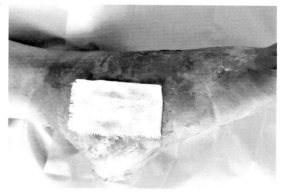

图 1-4-6　凡士林纱布 + 泡沫敷料覆盖伤口

【转归／随访】

经过 14 天 2 次换药治疗，粉红色肉芽组织充满创面，1 个月后治愈（图 1-4-7）；出院 2 个月后随访，创面愈合良好（图 1-4-8）。患者与家属对治疗方法及效果非常满意。

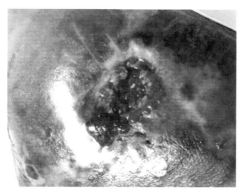

图 1-4-7　2 次治疗后效果

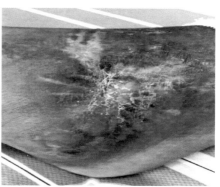

图 1-4-8　出院 2 个月后随访

笔记

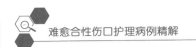
点睛之笔

1.PRP 技术的 6 大优势：富血小板血浆中各种生长因子之间有最佳的协同作用，可更快促进组织修复；制备富血小板凝胶，敷于伤口，提供了湿润的环境，利于伤口愈合生长；大量的纤维蛋白为修复创面提供支架，还可收缩创面；较多的白细胞和单核细胞能更好地起到防止感染的作用；除以上生物学特性外，PRP 来源于自体，根本上避免了免疫排斥反应、传播疾病的风险；慢性伤口病程相对比较长，选择采用 PRP 凝胶伤口换药，其优点包括痛苦小、瘢痕小、费用少，操作简单。据文献报道，目前为止没有发现 PRP 对机体的不良反应和毒副作用。

2.PRP 技术在创面修复中的适应证：压疮创面；电击伤创面；软组织缺损创面修复；糖尿病合并部分软组织缺损创面修复；胫前区骨外露创面；久治不愈创面等。

3.PRP 的禁忌证：凝血功能异常，如严重的血小板减少症、血小板功能障碍综合征；急慢性传染病患者、败血症；Hb $<$ 80 g/L 贫血患者；局部感染；不能接受风险的患者；机体不能耐受血液成分分离机的患者。

耿俊梅　郭彩霞

005　膝关节周围创伤性溃疡继发感染

创伤性溃疡是指有明确外伤史并在此基础上发生的溃疡。创伤性溃疡感染创面，是指因为急性创面处理不当或清创不彻底等原因引发的感染，常常伴有血管或神经损伤等并发症。临床表现因损伤性质不同而异，损伤部位不确定。

病历摘要

患者，男性，30 岁，主诉：重物砸伤左下肢疼痛伴活动受限 2 小时余。

【现病史】

2014 年 11 月 26 日重物砸伤致左下肢疼痛伴活动受限 2 小时入院，查体：膝关节周围大面积血肿形成。给予置管引流，4 天后拔除引流管，进行传统换药。伤后 15 天膝关节周围皮肤大面积坏死。

【既往史】

患者既往体健，无长期慢性病病史及食物、药物过敏史，无烟酒嗜好。

【全身评估 -1】

生命体征平稳，身高 1.75 m，体重 70 kg，BMI：23 kg/m^2。情绪稳定，配合治疗。

治疗与护理

【局部评估 -1】

首诊局部评估见表 1-5-1、图 1-5-1 及图 1-5-2。

表 1-5-1　首诊局部评估

伤口位置	左膝关节周围
伤口大小	左膝关节下方 11 cm × 10 cm；左膝关节内侧 6 cm × 8 cm
渗出液	无
基底组织	75% 黑色组织 25% 黄色组织
周围皮肤	红、肿、热，无疼痛
疼痛评分（NRS）	1 分
细菌培养及药敏结果	阴性

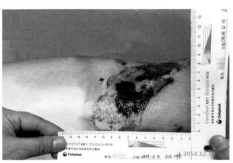
图 1-5-1　首诊局部评估

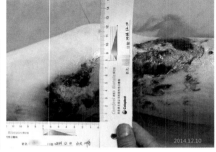
图 1-5-2　首诊局部评估

【思维导航 -1】

（1）急性创伤处理的原则：①无菌原则；②去除坏死组织；③保持、促进肉芽生长；④促进伤口愈合。

（2）清创术目的：①除去异物，结痂及坏死组织；②预防伤口或全身感染；③探查坏死组织深度；④清创后清楚地观察伤口；⑤对伤口做出正确评估。

【治疗过程 -1】

局部处理：碘伏消毒创面及创周皮肤，0.9% 的氯化钠棉球清洁脱碘；因黑痂附着牢固，为最大限度减轻对正常组织的损伤，对不易去除的焦痂及其他坏死组织，清创方式选择为温和的清创胶自溶清创 + 机械清创，外敷料选择带边泡沫敷料吸收渗液。换药频率隔日一次。

全身干预：如有发热，及时处理，暂不考虑全身使用抗生素；每次清理坏死组织后，观察伤口渗出情况。

【全身评估 -2】

患者无发热症状，各项治疗配合好。

【局部评估 -2】

3 天局部评估见表 1-5-2 及图 1-5-3。

表 1-5-2　3 天局部评估

伤口位置	左膝关节周围
伤口大小	左膝关节下方 9 cm×10 cm；左膝关节内侧 5 cm×8 cm；发现潜行 3.5 cm
渗出液	有少量血性渗出
基底组织	黑痂软化，部分坏死组织脱落，出现少部分红色组织。
周围皮肤	红、肿、热
疼痛评分（NRS）	1 分

笔记

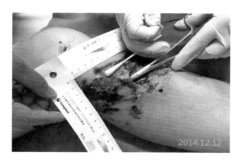

图 1-5-3　发现 3.5 cm 潜行

【思维导航 -2】

潜行的处理：全面了解潜行情况，藻酸盐银填充条引流、止血、抗炎，促进肉芽生长。

【治疗过程 -2】

局部处理：继续保守锐器清创，少量清创胶涂抹，藻酸盐银填充条引流、止血、抗炎，促进肉芽生长，带边泡沫敷料外固定，保持湿度平衡。

【全身评估 -3】

患者无发热症状，各项治疗配合好。

【局部评估 -3】

8 天局部评估见表 1-5-3、图 1-5-4 及图 1-5-5。

表 1-5-3　8 天局部评估

伤口位置	左膝关节周围
伤口大小	左膝关节下方 5 cm×6 cm；左膝关节内侧 4 cm×5.5 cm；潜行闭合
渗出液	有少量血性渗出
基底组织	少量坏死组织 大部分为红色组织及粉色爬皮
周围皮肤	清洁，红、肿、热减轻
疼痛评分（NRS）	2 分

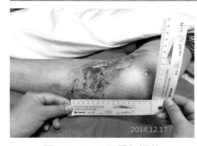

图 1-5-4　8 天局部评估

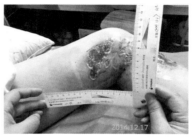

图 1-5-5　8 天局部评估

【思维导航 -3】

（1）膝关节下方伤口床准备完毕，医生为尽快闭合伤口，缩短住院时间，选择植皮。

（2）膝关节内侧伤口床继续选择湿性愈合。

【治疗过程 -3】

局部处理：膝关节下方伤口植皮，自然爬皮。经过17天的7次治疗，伤口肉芽增生良好、粉色上皮爬行，为伤口植皮创造了一个良好的环境。

全身处理：给予全身营养支持。

【转归／随访】

膝关节下方伤口植皮术后一周，恢复良好（图1-5-6、图1-5-7）。

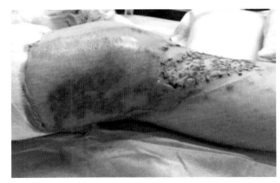 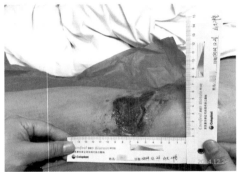

图 1-5-6　转归　　　　　　　　　　　　　图 1-5-7　转归

膝关节内侧伤口愈合良好，平整无痂、无瘢痕（图1-5-8）。

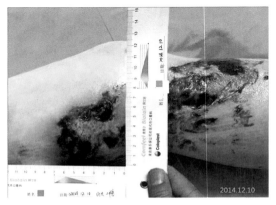

图 1-5-8　转归

点睛之笔

1. 熟练掌握急性软组织创伤的治疗原则。

2. 清创：本案例灵活运用了自溶性清创、保守锐器清创和机械清创等手段来提高治疗效率。其中，自溶性清创是要将创面维持在湿润环境，激活创面自身的活化因子来溶解坏死组织，从而达到清创的目的。自溶性清创以操作简单、不损害健康肉芽组织和无痛感等被广泛运用在伤口的局部清创治疗中。

3. 伤口敷料技术在伤口治疗过程中有着十分重要的作用，本案例中在清创—止血—渗液管理—控制感染—减轻疼痛等环节中都选择了适合的敷料，且进行了合理的搭配和拼接，最终获得满意的伤口床。

张洁　郭彩霞

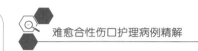

006 踝关节骨折术后伤口不愈合

踝关节骨折内固定术后容易出现伤口愈合不良的情况，因为踝部皮下组织少、肌肉组织不丰富、血供差，加上内固定材料的植入，导致该部位皮肤张力升高，进一步影响血运，所以容易引发术后伤口不愈合。

病历摘要

患者，女性，74岁，主诉：左踝关节骨折切开复位内固定术后1个月，内外踝2处伤口不愈合，为求进一步治疗来诊。

【现病史】

2014年4月5日外伤致左踝部肿胀疼痛活动受限，4月17日在腰麻下行左踝关节骨折切开复位内固定术，术后1个月内外踝2处伤口不愈合，于5月19日来我院就诊。

【既往史】

患者既往高血压30年，无不良嗜好，无食物、药物过敏史。

【辅助检查-1】

左内踝细菌培养：大肠埃希菌（＋＋）；药敏试验：左氧氟沙星敏感；左外踝细菌培养：阴沟肠杆菌（＋）；药敏试验：左氧氟沙星敏感。

【全身评估-1】

患者神志清楚，精神尚可，神情焦虑。生命体征平稳，无发热症状，体型匀称，左足踝关节活动度良好。

治疗与护理

【局部评估-1】

首诊局部评估见表1-6-1、图1-6-1及图1-6-2。

表 1-6-1　首诊局部评估

伤口位置	左内踝；左外踝
伤口大小	左内踝 6.0 cm×1.5 cm；左外踝 8.0 cm×2.0 cm
渗出液	少量
基底组织	左内踝 75% 红色，25% 黄色；左外踝 75% 红色，25% 黄色
伤口边缘	左内踝内卷 左外踝肉芽高出边缘，皮缘变钝
周围皮肤	左内踝正常 左外踝发黑
疼痛评分（NRS）	4 分

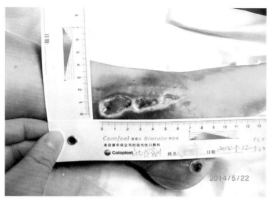

图 1-6-1　内踝伤口首诊

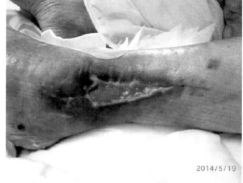

图 1-6-2　外踝伤口

【治疗过程 -1】

局部处理要点：首先用碘伏消毒创面及创周皮肤，0.9% 氯化钠溶液清洗冲洗；左内踝伤口床内发现有不可吸收缝线，给予拆除，修剪内卷皮缘，内层敷料选择水凝胶加藻酸盐银离子填塞（图 1-6-3），控制感染诱导肉芽组织再生，外层敷料选择泡沫敷料固定，注意在处理伤口过程中，保护伤口床内的皮岛，不要随意清除，此方法换药 14 天，换药 4 次，伤口床内肉芽组织逐渐填充；左外踝肉芽组织高出皮缘，使用血管钳夹取高出的肉芽，并且修剪变钝的皮缘，内层敷料选择磺胺嘧啶银油纱控制感染，保持伤口湿润，外层选择泡沫敷料固定，以此方法换药 11 天，共换药 3 次，伤口逐渐缩小（图 1-6-4）。

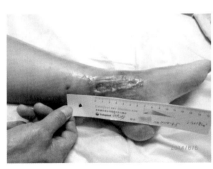

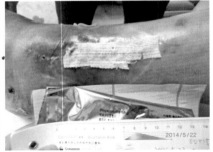

图 1-6-3　内踝伤口处理　　　　图 1-6-4　外踝伤口处理

全身干预：结合全身抗感染治疗，口服左氧氟沙星；加强健康教育，指导患者行不负重功能锻炼，防止踝关节僵硬；抬高患肢促进血液回流，改善局部组织血供。

【思维导航 -1】

（1）全面评估伤口，积极寻找影响伤口不愈合因素，是伤口处理的基础。

（2）踝关节软组织覆盖层较薄，皮肤延展性差。本案例踝关节存在两处伤口，且周围皮肤颜色发黑，皮肤活性及血运较差。

（3）患者伤口有多重细菌感染考虑有细菌生物膜的存在，根据 TIME 原则进行 I（感染）的控制，根据药敏试验结果给予局部加全身抗菌治疗。

（4）内踝伤口肉芽组织缺失，须控制感染，诱导再生；外踝伤口肉芽组织高于伤口边缘，须去除多余肉芽组织，促进表皮爬行。

【全身评估 -2】

患者精神食欲好，无发热症状，各项治疗配合好。

【局部评估 -2】

14 天局部评估见表 1-6-2、图 1-6-5 及图 1-6-6。

表 1-6-2　14 天局部评估

伤口位置	左内踝；左外踝
伤口大小	左内踝 2.0 cm × 1 cm 左外踝 5.0 cm × 1.5 cm
渗出液	无
基底组织	左内踝 100% 红色；左外踝 100% 红色
伤口边缘	左内踝上皮化出现；左外踝上皮化出现
周围皮肤	左内踝正常；左外踝好转
疼痛评分（NRS）	3 分

笔记

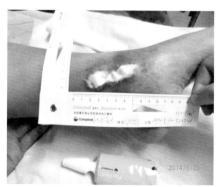
图 1-6-5　内踝局部评估

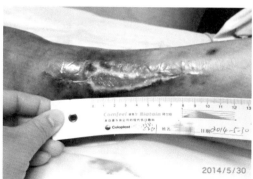
图 1-6-6　外踝局部评估

【思维导航 -2】

全程动态评估伤口，及时调整治疗方案，是伤口愈合的关键。该伤口内外踝均出现上皮化，更改治疗方案，促进完成上皮化。

【治疗过程 -2】

局部处理：首先用碘伏消毒创面及创周皮肤，0.9% 氯化钠溶液清洗；左内踝伤口上皮化出现，使用透明敷料（爱立敷）促进伤口愈合（图 1-6-7）；此方法换药 6 天，换药 2 次，伤口愈合；左外踝伤口上皮化出现，使用水胶体促进伤口愈合（图 1-6-8），以此方法换药 11 天，共换药 3 次，伤口愈合。

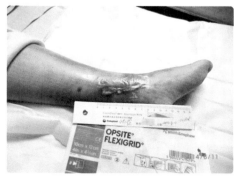
图 1-6-7　内踝伤口处理

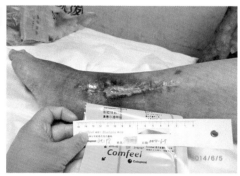
图 1-6-8　外踝伤口处理

全身干预：加强健康教育，指导患者行功能锻炼，抬高患肢促进血液回流。

【转归 / 随访】

经过 25 天 7 次治疗，伤口最终愈合（图 1-6-9）。

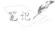
笔记

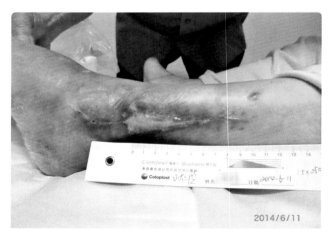

图 1-6-9 外踝愈合

点睛之笔

1.本案例伤口床内有皮岛，它起到了桥梁的作用，为治疗赢得了时间。临床上，伤口皮岛是指伤口部位上皮细胞的某个区域，皮岛会向四周爬皮。

2.本案例处理的重点环节：首先，要认识伤口的类型，此伤口为感染性伤口，准确的抗感染治疗是伤口好转的根本；其次，适时动态评估伤口，找出伤口不愈合的因素，本案例伤口有不可吸收的缝线，是导致伤口不愈合的主要因素。

王芳 刘相

007 小腿软组织感染坏死

皮与皮下软组织感染多由化脓性致病菌引起。因紧邻淋巴管、淋巴结、肌间隙及周围结缔组织，常常会伴有肿胀或感染扩散的可能。需要及时准确判断感染范围，有效控制感染，否则病情会迅速演变，炎症不易控制，有引发毒血症的可能。

病历摘要

患者，男性，14岁，主诉：撞伤致右小腿肿痛、破溃1个月，为求进一步治疗来我科就诊。

【现病史】

患者于2020年9月10日行走中不慎碰撞至路边石块致右小腿肿胀、疼痛，局部皮肤擦伤有少量出血，行走呈跛行，未予重视，之后右小腿疼痛不缓解，局部肿胀明显。9月18日就诊于当地县人民医院行X片示右胫腓骨骨质结构未见明显异常，行彩超检查示右侧小腿患处皮下软组织肿胀伴皮下积液，给予口服抗炎消肿止痛药物治疗后右小腿疼痛较前好转。9月25日发现右小腿局部破溃，伤口约1 cm×1 cm大小，有脓性分泌物流出，未予特殊处理。9月27日就诊于当地镇卫生院，给予局部碘伏清创及头孢曲松、奥硝唑抗感染治疗1周，症状较前好转。10月4日出现右下腿肿胀加重、伤口周围皮肤颜色加深（图1-7-1），遂于10月5日就诊于我院，行右胫腓骨侧位DR及右小腿MRI，以右下肢软组织感染、皮肤坏死收入院。

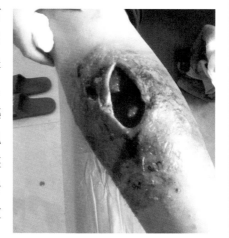

图1-7-1 就诊前伤口

【既往史】

既往体健，无长期慢性病病史及食物、药物过敏史，无烟酒嗜好。

【全身评估 -1】

患者神志清楚，精神尚可，生命体征平稳。入院：体温 36.0 ℃、脉搏 65 次 / 分、呼吸 18 次 / 分、血压 114/67 mmHg、身高 170 cm、体重 98.0 kg、BMI 33.9 kg/m²。背部及右大腿可见红色丘疹，右小腿肿胀，右小腿前中上段皮肤呈褐色，其中可见两处伤口，大小分别约为 8 cm×5 cm 和 2 cm×2 cm，深约 1 cm，右膝关节、右踝关节活动正常，右足背动脉搏动正常。余肢体活动正常，关节无红肿。

【辅助检查 -1】

右下肢 MRI 见图 1-7-2，右下肢 X 线见图 1-7-3。

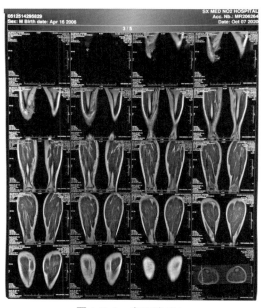
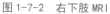

图 1-7-2　右下肢 MRI

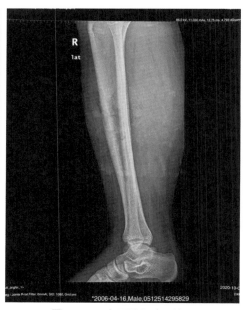

图 1-7-3　右下肢入院 X 线

治疗与护理

【局部评估 -1】

首诊局部评估见表 1-7-1 及图 1-7-4。

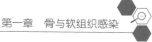

表 1-7-1　首诊局部评估

伤口位置	右小腿中段胫前皮肤
伤口大小	梭形伤口，8 cm×5 cm，2 cm×2 cm 伤口容积 10 mL 盐水
渗出液	暗红色液体
基底组织	暗红色肉芽组织
周围皮肤	红肿明显，有散在的张力性水疱
周径	45 cm（髌骨下缘）
疼痛评分（NRS）	5 分（周围皮肤有灼烧感）
细菌培养结果	溶血性葡萄糖球菌

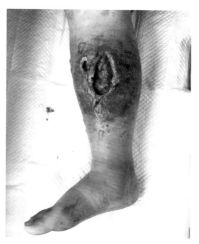

图 1-7-4　首诊

【思维导航 -1】

皮与皮下软组织损伤会导致浅表淋巴系统功能受损。在伤口治疗的同时要兼顾淋巴水肿的治疗。在方法选用过程中可以选取弹力绷带做压力治疗。

【治疗过程 -1】

局部处理：大量 0.9% 氯化钠溶液冲洗伤口及伤口周围皮肤，彻底清洁伤口床（图 1-7-5）。内层使用含银藻酸盐抗菌敷料，外层泡沫敷料覆盖伤口床。右小腿水肿明显，给予高弹绷带压力治疗（图 1-7-6）。每周换药 3 次。

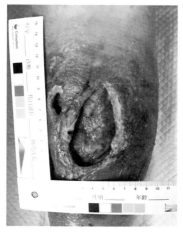

图 1-7-5　清洗伤口床

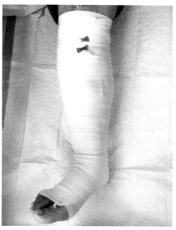

图 1-7-6　压力治疗

全身干预：针对感染情况，全身使用敏感抗生素治疗。针对下肢肿胀，指导患者避免坐位交叉双腿，避免久坐，避免穿过紧的鞋子和袜口过紧的袜子。避免在绑扎弹力绷带的情况下做剧烈或长时间的运动。

【全身评估 -2】

患者无发热症状，各项治疗配合好。

【局部评估 -2】

7 天局部评估见表 1-7-2 及图 1-7-7。

表 1-7-2　7 天局部评估

伤口位置	右小腿中段胫前皮肤	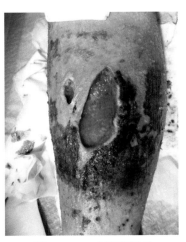
伤口大小	梭形伤口，8 cm×5 cm，2 cm×2 cm 伤口容积 7 mL 盐水	
渗出液	少量血性液体	
基底组织	100% 红色组织	
周围皮肤	红肿消退，水疱疱皮干瘪结痂	
周径	39 cm（髌骨下缘）	
疼痛评分（NRS）	2 分	

图 1-7-7　7 天局部评估

【思维导航 -2】

（1）经过 7 天治疗，伤口床及周围皮肤水肿有明显改善，肉芽组织已经在填充伤口空腔。

（2）目前大量研究证实外源性能量可以促进慢性伤口愈合。这些能量是通过电、光、声波，以及机械能等媒介来传递的。压力治疗是典型的借助机械能传递能量，我们还可以借助光能来传递，如红光治疗。

【治疗过程 -2】

局部处理：揭除敷料后，可以轻柔地将已经卷曲的脱落黑色上皮组织去除（图 1-7-8）。

清洗伤口后，覆盖敷料前，用纱布临时覆盖创面，使用光子治疗仪照射伤

笔记

口局部（图 1-7-9），提高红细胞携氧能力，加强细胞呼吸作用，使生长因子增多，加速成纤维细胞的分裂，从而加速组织再生，促进创面愈合。敷料选择及压力治疗同前。

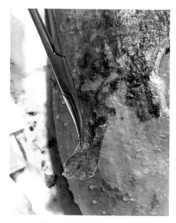

图 1-7-8　局部处理

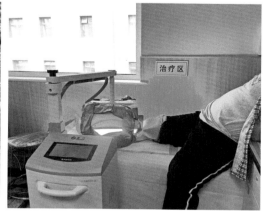

图 1-7-9　光疗

全身干预：压力治疗期间，注意事项同前。

【转归／随访】

经过 12 天的 4 次治疗后，伤口肉芽组织生长良好，肢体水肿消退，停止压力治疗（图 1-7-10）。23 天后伤口空腔消失（图 1-7-11），48 天后伤口愈合（图 1-7-12）。

6 个月后随访，患者伤口愈合好（图 1-7-13）。

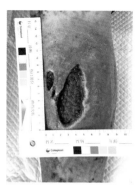
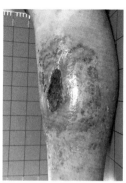
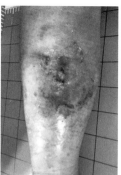
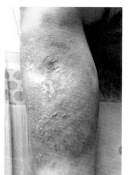

图 1-7-10　伤口良好　　图 1-7-11　空腔消失　　图 1-7-12　愈合　　图 1-7-13　6 个月后随访

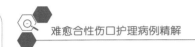

点睛之笔

1.压力治疗作为淋巴水肿重要的治疗手段，与物理治疗相结合，在肢体水肿的治疗过程中，起到了显著的协同作用。工作压，即间歇性压力，是指小腿肌肉收缩后遇到绷带阻力所产生的压力。静息压，即持续性压力，是由绷带弹性回缩所产生的。

2.长延展绷带在人体行走或运动时会扩张，削弱了"将肌肉泵工作时产生的力反作用于深部组织的"这一作用；在休息时，用于对组织产生持久压力，长时间使用会影响肢体供血。所以在使用过程中，对绷带的绑扎手法和技巧要求比较高，要密切观察肢端变化，且不建议作为常规手段，长时间过夜佩戴。

3.本案例属继发性四肢淋巴水肿，压力治疗的目的是增强组织、血管、淋巴管的压力，改善静脉和淋巴回流，从而管理伤口渗液和改善伤口周围皮肤肿胀的问题，为伤口愈合提供有利条件。

刘宏　刘相

008 前臂内固定取出术后切口血肿形成

切口血肿会大大增加术后切口感染的风险。对于术后切口血肿的观察和处理是手术切口并发症护理中一项重要的组成部分。了解和掌握切口血肿形成伤口的相关知识和治疗护理技能，有助于尽早发现并处理伤口，在降低切口感染发生率，缩短切口愈合时间，减轻患者经济负担，化解医疗纠纷等方面有着重要意义。

病历摘要

患者，男性，24 岁，主诉：左前臂内固定取出术后 2 周，切口血肿形成，为求进一步治疗来诊。

【现病史】

2018 年 10 月患者因外伤致左前臂尺骨骨折，行骨折切开复位内固定术，骨折愈合良好，切口愈合好。2020 年 11 月 25 日在当地医院行左前臂尺骨骨折术后骨愈合内固定取出术。术后 2 周，患肢肿胀未消退，自觉肢体远端手指皮肤麻木，换药见切口愈合不良，有陈旧性血凝块，当地医院建议转上级医院治疗，遂来我院就诊。

【既往史】

患者既往体健，无长期慢性病病史及食物、药物过敏史；无烟酒嗜好。

【全身评估 -1】

患者神志清楚，精神尚可，神情焦虑。生命体征平稳，无发热症状，体型匀称。自发病以来在当地输注头孢类抗生素 3 天，每天碘伏擦拭伤口换药 1 次，无其他特殊处理。

【局部评估 -1】

首诊局部评估见表 1-8-1 及图 1-8-1。

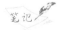

表 1-8-1　首诊局部评估

伤口位置	左前臂掌侧
伤口大小	线型切口，长约 12 cm
渗出液	切口缝线处溢陈旧性血性液体
基底组织	满布凝血块，尚无法分辨
周围皮肤	红肿
疼痛评分（NRS）	3 分
细菌培养及药敏结果	阴性

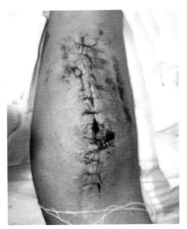

图 1-8-1　首诊

【思维导航 -1】

（1）术后仅 2 周的切口，切口局部肿胀明显，切口皮肤颜色加深，缝线处溢血，属于术后切口并发症血肿形成的典型表现。虽然细菌培养为阴性，若不及时处理还是会大大增加切口感染的风险；而且血肿压迫神经已经出现麻木等不适症状，血肿持续存在，会造成更严重的后果。

（2）治疗原则：及时开放切口，充分引流和清除积血及血凝块。过程中注意清理动作要轻柔，避免造成活动性出血，并做好必要时手术探明出血点、结扎止血的手术预案和风险告知。

【治疗过程 -1】

局部处理：对于血肿的清理，采用分次分批进行的方案，拆除渗血口周围缝线，用纱布包裹弯钳头端，小心清理凝血块；对于深部凝血块可采用超声清创，逐步清理血肿，探明切口空腔范围，并将脱落的缝线及时清理，充分暴露伤口床基底组织（图 1-8-2），每次换药用油纱甩尾轻塞空腔，外层伤口泡沫敷料包扎辅以弹性绷带加压包扎，减少无效腔，增加伤口空腔间组织的贴合性。根据渗液量，每 3 ～ 4 天换药 1 次。

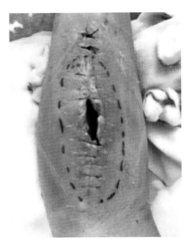

图 1-8-2　清除血肿，探明切口
空腔范围

笔记

全身干预：提高患者自我监测体温意识，如有发热，及时就医并处理。暂不考虑全身使用抗生素。每次清理血肿换药后，嘱咐患者观察伤口的渗液量，做到发现活动性出血及时就医。首次加压包扎力度不宜过大，避免过紧，影响末梢血运，应让患者适应留观 30 分钟。同时，指导患者掌握观察肢体远端手指皮肤麻木症状的方法，如有加重，就近就医。

【全身评估 -2】

患者无发热症状，各项治疗配合好。

【局部评估 -2】

10 天局部评估见表 1-8-2 及图 1-8-3。

表 1-8-2　10 天局部评估

伤口位置	左前臂掌侧
伤口大小	线型切口，长约 4 cm
渗出液	少量血性液体
基底组织	100% 红色组织
周围皮肤	红肿消退，边缘红润
疼痛评分（NRS）	2 分

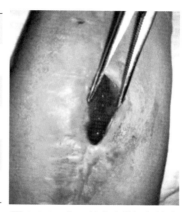

图 1-8-3　伤口基底肉芽组织填充良好

【思维导航 -2】

（1）经过 10 天治疗，患者手指麻木感觉消失，肉芽组织将切口空腔填充良好。及时闭合伤口，无疑能缩短伤口愈合时间。此时，患者要求最大限度地降低疼痛，显然直接使用缝线缝合不是闭合伤口的最佳方案。

（2）对于线型伤口的闭合考量，皮肤缝合拉链不失为一种理想的治疗技术，在实施过程中要注意皮缘的对合整齐。

【治疗过程 -2】

局部处理：0.9% 氯化钠溶液清洗伤口及周围皮肤后，用 75% 的酒精消毒伤口周围皮肤；用藻酸盐类敷料填充残余无效腔，吸收少量渗液；皮肤拉链

"缝合"伤口（图1-8-4），外层敷料及加压治疗同前。延长至5～7天换药1次。

全身干预：病情得到有效控制，手指麻木感觉消失，伤口基底肉芽组织生长良好，患者焦虑得以彻底解除。指导患者左上肢及手部主动功能锻炼，防止肌肉萎缩。

【转归／随访】

经过21天5次治疗，伤口最终愈合（图1-8-5）。

4个月后随访，患者伤口愈合好（图1-8-6），手部功能良好。

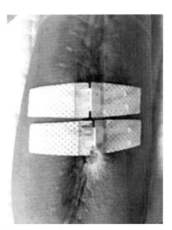

图1-8-4　皮肤拉链"缝合"伤口

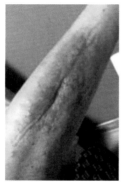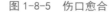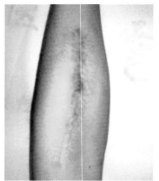

图1-8-5　伤口愈合　　图1-8-6　4个月后随访

点睛之笔

1.闭合伤口，是伤口治疗过程中的最后环节。当伤口边缘接近，即可以拉在一起时，就可以考虑通过对合皮下组织和减少张力的方式来闭合。通常我们会采用缝线来完成。

2.该案例中使用的"皮肤拉链技术"，可以为线型伤口的闭合提供多元选择，相比于传统的缝合方式，它有着无创伤、疼痛小、瘢痕最小化、易于操作等特点，在使用过程中要注意切口周围皮肤的消毒准备，预防黏胶相关性皮肤损伤的发生，以及患者的健康教育。

刘宏　　刘相

第二章
皮肤与皮下组织感染

009　大面积新生儿皮下坏疽

新生儿皮下坏疽是新生儿期特有的急性皮下组织的化脓性感染。绝大多数由金黄色葡萄球菌引起，多发生在出生后1周，好发于新生儿容易受压的背部或腰骶部，偶发枕部、肩、腿和会阴部。病情发展快，皮下组织广泛坏死，冬季和潮冷地区发病率高，如不及时积极治疗，可以并发败血症、支气管炎和肺脓肿等，死亡率较高。

📋 病历摘要

患儿，女性，21天，主诉：背部大面积皮下坏疽，入院治疗。

【现病史】

患儿于2016年1月30日出生，2月7日主因腰骶部出现 3 cm × 3 cm 红肿入住当地医院治疗（方法不详），因病情迅速进展，于 2 月 15 日收入省级儿童医院，2 月 17 日行伤口护理会诊。

【既往史】

无。

【全身评估 -1】

患儿生命体征平稳，神志清楚，精神萎靡，反应差，体重 2750 g，身长 51 cm，表现为少吃、少动、少哭，体温波动在 38 ～ 39 ℃。血常规示白细胞 11.6×10^9/L，中性粒细胞 9.8×10^9/L。入院后给予对症治疗、静脉营养支持和头孢曲松 40 mg/kg，2 次 / 日。每日碘伏擦拭伤口，纱布覆盖换药 1 次，余无特殊处理。

治疗与护理

【局部评估 -1】

新生儿皮下坏疽见表 2-9-1 及图 2-9-1。

表 2-9-1 新生儿皮下坏疽

伤口位置	背部，上至肩胛下至臀部 伤口两侧至腋中线
伤口大小	26 cm × 19 cm 皮肤与皮下组织分离 创面可见 11 cm × 13 cm 的黑黄痂
渗出液	中等量脓性渗出液
基底组织	100% 黑黄色组织
伤口边缘	不整齐、部分内卷
周围皮肤	红、肿、热、痛
细菌培养	大肠埃希菌（+++） 金黄色葡萄球菌（+++）
疼痛评分（FPS）	8 分

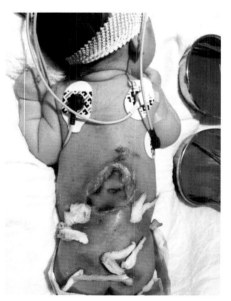

图 2-9-1 首诊

【思维导航 -1】

（1）患儿精神萎靡、拒乳，体温持续波动在 38 ～ 39 ℃，配合医生积极治疗，防止出现中毒性休克，局部立即清除坏死组织。

（2）创面及潜行部位分泌物细菌培养回报：大肠埃希菌、金黄色葡萄球菌感染，需要全身抗生素治疗，局部使用 0.2% 聚维酮碘溶液反复冲洗，银离子敷料抗感染。

（3）局部皮肤红、肿、热、有潜行选择暗红处，行多方向对口切开引流。

（4）新生儿皮下坏疽易造成皮下血管内血栓形成，强制患儿采取俯卧位，头偏向一侧，避免窒息。

（5）患儿精神差，清创时哭闹微弱，未做特殊处理。

【治疗过程 -1】

换药时患儿哭闹微弱，未针对疼痛做特殊处理，首先大面积清洁创面及周围皮肤，保守锐性清创去除黑黄色坏死组织，针对臀部皮肤潜行处行 6 个小切口，用机械性清创和注射器抽吸 0.9% 氯化钠溶液反复加压冲洗皮下伤口，彻底清除脓性分泌物及残留坏死组织后，多点采样行细菌培养（图 2-9-2）；选择 0.2% 聚维酮碘溶液冲洗皮肤及皮下伤口床持续 3 分钟，再用 0.9% 氯化钠溶液冲洗，创面及小切口给予银油纱敷料填充及对口引流（图 2-9-3）；泡沫敷料覆盖创面，隔日换药，第 2 次换药时患儿体温降至 37 ～ 38 ℃，此方案共执行 4 次。应用抗生素全身治疗。

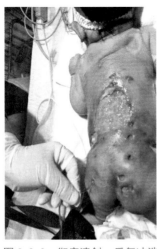
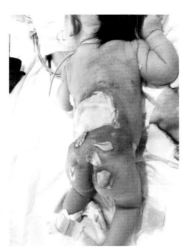

图 2-9-2　彻底清创、反复冲洗　　图 2-9-3　含银水胶体油纱引流

【全身评估 -2】

患儿生命体征平稳，饮食增加，活动度提升，哭声亮，2 月 20 日体温持续波动于 36 ～ 36.8 ℃，停用抗生素全身治疗。

【局部评估 -2】

新生儿皮下坏疽见表 2-9-2 及图 2-9-4。

表 2-9-2　新生儿皮下坏疽

伤口位置	背、臀部皮下肉芽填充良好	
伤口大小	暴露的伤口床 11 cm × 13 cm	
小切口	5 个小切口愈合，1 个肉芽生长良好	
伤口边缘	内卷	
渗出液	中等量渗出液	
基底组织	100% 红色组织	
周围皮肤	无红、肿、热、痛	
细菌培养	（－）	
疼痛评分（NRS）	9 分	

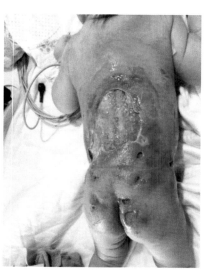

图 2-9-4　皮下肉芽填充良好

【思维导航 -2】

（1）患儿生命体征平稳，血常规正常，创面边缘内卷严重，家属拒绝接受植皮术，为了减少瘢痕愈合，在整形科医师指导下处理内卷皮缘，选择水胶体敷料贴敷诱导上皮爬行。

（2）为避免肉芽过度增生，须给予创面适当加压；为促进上皮向中心聚拢，改用水胶体敷料促上皮爬行。拟在水胶体敷料外层给予棉垫及裁剪的弹力加压绷带行非缠绕式加压固定。

（3）患儿随着精神状态改善，对疼痛逐渐敏感，疼痛评分 9 分，每次换药前给予利多卡因表面麻醉。

【治疗过程 -2】

用 0.9% 氯化钠溶液擦拭清洁伤口床，待干，给予水胶体敷料覆盖伤口床，促进上皮爬行；再给予棉垫及加压绷带非缠绕加压固定；随着患儿精神好活动度大，又增加弹力自粘绷带缠绕固定。据渗出量的多少，每隔 3 ～ 5 日换药 1 次。此方案共行 8 次，上皮爬行创面逐渐缩小（图 2-9-5）。全身营养支持，保证水电解质平衡。

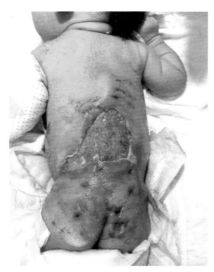

图 2-9-5　上皮爬行创面逐渐缩小

【转归】

经过 49 天，换药 12 次，创面 100% 愈合（图 2-9-6）。

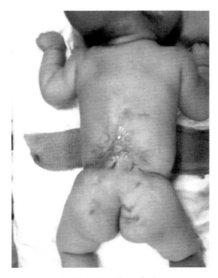

图 2-9-6　伤口愈合

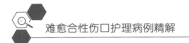 **点睛之笔**

1. 新生儿皮下坏疽起病急，1 天内扩散至全背部，当皮肤变软或中心区颜色呈暗红，触诊有漂浮感，采取多点小切口引流、清除坏死组织，避免发生感染性休克。

2. 针对患儿皮下潜行面积大、对口多，有条件时可以用水疗法对患者伤口进行涡流浴，让旋转的水来软化并松解坏死组织，本案例条件所限只能选择注射器连接无菌软管冲洗的方式，也起到了机械清创的作用。

3. 据研究报道，选择 0.2% ～ 0.5% 的聚维酮碘进行消毒 3 分钟，能有效杀灭多重耐药菌，本案例选择 0.2% 的聚维酮碘进行皮肤和创面的消毒，有效地控制局部感染，与学者研究得到一致结果。

4. 银离子敷料局部抗感染效果明确，有助于减少全身抗生素应用。研究报道，银离子敷料对所有常见细菌、厌氧菌及白色假丝酵母菌等真菌都有作用，选用含银油纱填充，有效抑制局部金黄色葡萄球菌、大肠埃希菌，体温短时间内降至正常，减少抗生素使用时长。

5. 患儿背部皮肤缺失面积大，皮缘修整和水胶体敷料诱导及局部加压处理至关重要，本案例采用此方法，效果显著，避免 1 次植皮手术。疼痛管理是伤口换药的前提，是保证治疗的基础。

6. 本案例患儿随着精神状态的改善，换药表现出强烈的哭闹，疼痛评分 9 分，采取换药前应用利多卡因局麻，效果一般，建议小儿止痛使用非甾体类止痛栓剂。

佟金谕　刘相

010 股动脉内膜剥脱术后切口血肿合并局部组织坏死

血肿（ecchymosis）是指血液由于各种异常原因，导致血管破裂、溢出的血液分离周围组织，积聚在皮肤内及皮肤下，形成充满血液的腔洞。血肿直径在 2 mm 以内者称为出血点；直径 3 ～ 5 mm 或更大，压之不褪色者称为紫癜；直径大于 5 mm，多由外伤引起者称为淤斑；直径大于 10 mm，局部隆起或有波动感者则为血肿。

病历摘要

【现病史】

患者，男性，67 岁，主诉：活动受限、间歇性跛行 1 年余。于 2018 年 3 月 16 日入院，入院诊断为双下肢动脉硬化闭塞症。

【既往史】

患者高血压病 3 级（极高危）25 年、2 型糖尿病 18 年、冠心病、陈旧性脑梗；有长期吸烟史，2 包 / 日。

【全身评估 -1】

患者神志清楚，精神尚可。生命体征平稳，无发热症状，体型肥胖。情绪稳定，配合治疗。彩超提示左腹股沟术后切口周围可探及大小约 10.3 cm × 1.3 cm 的低回声结节，边界尚清，形态不规则，未见明显的血流信号。

【辅助检查 -1】

血常规：白细胞数 12.34×10^9/L，中性粒细胞绝对值 9.64×10^9/L，红细胞数 2.64×10^{12}/L，血红蛋白浓度 78.0 g/L，糖化血红蛋白 7.9%，空腹血糖 8.9 mmol/L，白蛋白 36.2 g/L。

凝血检查：术后第 2 天凝血酶原时间 16.1 秒、国际标准化比值 1.23 R（术后第 3 天各项指标均在正常范围以内）。

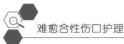
治疗与护理

【治疗过程 -1】

2018 年 3 月 23 日全麻下行左股动脉内膜剥脱 + 补片成形术，术后第 5 天发现术区大面积血肿，给予常规换药，效果不佳，于 4 月 4 日请康复科会诊，给予理疗，以促进血肿吸收，直至 4 月 8 日仍无明显好转，随即由伤口治疗师接诊伤口。

【局部评估 -1】

首次局部评估见表 2-10-1 及图 2-10-1。

表 2-10-1　首次局部评估

伤口位置	左侧腹股沟区
伤口类型	慢性伤口
伤口大小	11 cm
伤口形状	线形
伤口周围	浸渍、卷边，皮肤红肿
伤口颜色	100% 黄色组织
肢体活动	关节活动自如
细菌培养	需氧培养无菌生长
渗出液	大量血性渗出
疼痛评分（NRS）	6 分
气味	无异味

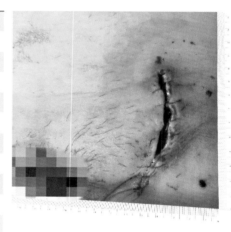

图 2-10-1　首次局部评估

【思维导航 -1】

（1）彩超提示左腹股沟术后切口周围可探及约 10.3 cm × 1.3 cm 的低回声结节，边界尚清，形态不规则，未见明显的血流信号；考虑血肿形成。

（2）依据 TIME 原则处理伤口，本案例根据伤口具体情况，拆除伤口缝线（皮肤）后逐渐清除淤积的凝血块和失活组织，采用了 TIEM 原则。T：清除坏死组织，I：局部抗感染治疗，E：伤口边缘处理，M：保持湿性环境，依次进行清创、银离子抗感染、修剪伤口边缘、伤口密封包扎保湿方法。清创过程中注意动作轻柔，避免误伤股动脉或其补片引发大出血危及患者生命。

（3）患者因伤口未一期愈合，精神萎靡，失去治疗的信心，影响睡眠形态，需要做好心理护理。

（4）患者患2型糖尿病18年，糖化血红蛋白：7.9%，空腹血糖：8.9 mmol/L，时刻关注血糖，请内分泌科会诊，科学管理血糖。

【治疗过程 -2】

局部处理：每日换药1次，首先用碘伏消毒创面及创周皮肤，拆除伤口缝线（皮肤）后，用镊子清出淤积的血渍及凝血块，盐水纱布机械清除失活组织（图2-10-2）；对不易去除失活组织采用清创胶自溶清创；二级敷料选择银离子藻酸盐填充条填充控制感染（图2-10-3），外敷料选择带边泡沫敷料吸收渗液（图2-10-4）。换药频率为每日1次。

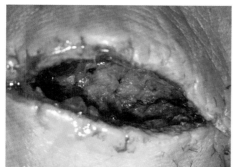 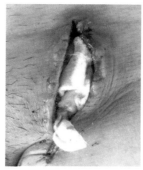 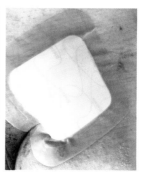

图 2-10-2　清创后　　　图 2-10-3　清创胶 + 藻酸　图 2-10-4　泡沫敷料封闭
　　　　　　　　　　　　　　　　　　　盐敷料　　　　　　　　伤口床

全身干预：宣教戒烟，患者接受限制吸烟量；请血管科、感染科、药剂科、营养科多学科会诊，科学管理血糖、血压；与主管医生沟通，关注相关化验指标，合理调整抗凝药物，皮下注射低分子量肝素 6000 U，2次 / 日；嘱患者高蛋白、高维生素清淡饮食；勿剧烈活动患肢。

【全身评估 -2】

患者无不适主诉，已戒烟，血压、血糖控制良好，各项治疗配合好。

【局部评估 -2】

5天局部评估见表 2-10-2 及图 2-10-5。

表 2-10-2　5 天局部评估

伤口位置	左侧腹股沟区
伤口类型	慢性伤口
伤口大小	11 cm × 4.5 cm × 3 cm
伤口形状	梭形
伤口周围	红肿较前好转
伤口边缘	21—23 点方向潜腔消失，23—1 点方向潜腔仍存在
伤口颜色	75% 黄色，25% 红色；下层可见大量凝血块
肢体活动	关节活动自如
细菌培养	需氧培养无菌生长
渗出液	大量血性渗出
疼痛评分（NRS）	4 分
气味	无异味

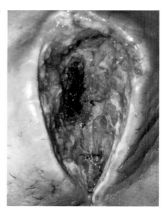

图 2-10-5　5 天局部评估

【思维导航 -2】

（1）伤口下层仍有大量凝血块，贸然清除风险过大，不予清除影响愈合且加大感染风险，请血管科医生、超声科医生、皮肤护理专业小组急会诊后，决定清除凝血块，将机械清创改为盐水加压冲洗，密切观察。

（2）再次给予彩超检查，明确有无活动性出血。

（3）患者行左股动脉内膜剥脱 + 补片成形术，清创后为防止补片干燥，创面须持续封闭并保持湿润。

【治疗过程 -2】

彩超结果回报：左腹股沟刀口周围可探及一 1.3 cm × 0.9 cm 大小的低回声区，未见明显血流信号。局部处理，伤口清洁、清创方法同前（图 2-10-6），补片暴露（图 2-10-7）。一级敷料使用清创胶、二级敷料选择含银藻酸盐敷料控制感染、三级敷料选择带边泡沫吸收渗液并保持湿度平衡，促进伤口愈合，保证肉芽得以顺利覆盖补片。换药频率依据渗出量调整。

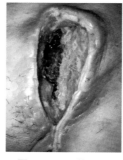 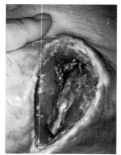

图 2-10-6　处理后　　图 2-10-7　补片暴露

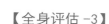

【全身评估 -3】

患者无不适主诉，已戒烟，血压、血糖控制良好，各项治疗配合好。

【局部评估 -3】

37 天局部评估见表 2-10-3 及图 2-10-8。

表 2-10-3　37 天局部评估

伤口位置	左侧腹股沟区
伤口类型	慢性伤口
伤口大小	4.5 cm×2 cm×1.2 cm
伤口形状	梭形
伤口周围	色素沉着
伤口边缘	浸渍、23—1 点方向潜腔 1 cm
伤口颜色	100% 红色
肢体活动	关节活动自如
细菌培养	需氧培养无菌生长
渗出液	少量
疼痛评分（NRS）	1 分
气味	无异味

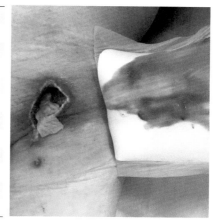

图 2-10-8　37 天局部评估

【思维导航 -3】

针对 23—1 点方向潜腔，着重使用 0.9% 氯化钠溶液冲洗，盐水纱布机械性清创，使用清创胶 + 含银藻酸盐敷料填充潜腔；创面持续封闭。

【治疗过程 -3】

局部处理：换药方法同前，伤口渗出进一步减少，换药频率改为每周换药 1 次（图 2-10-9）。全身干预：嘱患者勿剧烈活动患肢。给予功能锻炼指导。

【转归】

伤口肉芽组织生长良好，基底 100% 红色，潜腔消失，建议缝合，患者拒绝，继续门诊换药。经过 43 次换药，历时 63 天，伤口完全愈合（图 2-10-10）。

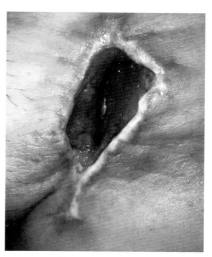

图 2-10-9　处理后

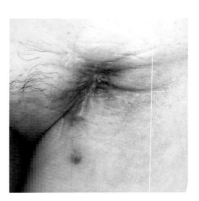

图 2-10-10 完全愈合

点睛之笔

1. 清创时机与方法是本案例的重要环节。用镊子清出淤积的血渍及凝血块，盐水纱布机械清除失活组织；对不易去除失活组织采用清创胶自溶清创；伤口下方仍存在大量血凝块时，贸然清除风险过大，不予清除影响愈合且加大感染风险，请血管科医生、超声科医生、皮肤护理专业小组急会诊后，决定清除，清除过程中动作轻柔，准确识别股动脉及其补片暴露，避免误伤股动脉或其补片引发大出血危及患者生命。

2. 应用湿性愈合理论，结合新型敷料，保证补片正常功能，促进伤口愈合。血管补片成分为高纯聚氨基甲酸乙酯，补片暴露极易感染且干燥环境可使补片变脆破裂，其中任一情况均意味着手术的失败，因此选择湿性愈合理论换药势在必行。

本案例在清创后加清创胶，用粘边敷料封闭伤口，均为调节伤口的湿度。银离子敷料不仅可抗感染还可预防感染，研究显示报道银离子敷料不仅对所有常见细菌都有治疗作用，还具备预防感染的功能，本案例全程使用银离子敷料，感染控制良好。

3. 要注意缝合时机的把控。尽管本案例伤口得以愈合，但治疗时间较长，与未及时缝合伤口有关。当基底组织达到 100% 红色时，应及时缝合，缩短愈合时间。

孔晓玲　刘相

011 浆细胞性乳腺炎术后伤口不愈合

浆细胞性乳腺炎是一种以浆细胞浸润为病变基础的慢性非细菌性感染的乳腺化脓性疾病。根据其病理过程可分为导管扩张期、炎块期、脓肿期、瘘管期。随着病情的发展，逐步形成窦道、瘘管，反复发作、经久不愈，部分患者往往需要二次手术，如果得不到及时、有效的治疗，约20%的患者须做单纯乳房切除术，严重损害了乳房的正常外形，特别是对于年轻女性，影响其后期的生活质量。

病历摘要

患者，女性，29岁，主诉：双乳发红，脓肿形成、破溃4月余。

【现病史】

患者于妊娠7月余时右乳首次发红发热，出现硬结，伴局部压痛、憋胀，未做治疗，至妊娠8月余时左乳出现发红，形成脓肿，在当地医院局部给予换药，效果欠佳。分娩后，由于先天双乳头内陷，未哺乳，口服溴隐亭，回奶。产后1个月双乳破溃，形成窦道，就诊于当地医院，给予双乳脓肿切开引流，中草药外敷，具体药名不详，效果不佳。遂来我院就诊，以浆细胞性乳腺炎收住入院。

【既往史】

患者既往体健，无食物、药物过敏史，无不良嗜好。

【全身评估 -1】

患者生命体征正常，双乳对称，双乳头内陷，双乳局部皮肤红肿、破溃，破溃处有豆腐渣样物质流出，挤压乳头部位可见乳汁流出，双腋下未触及肿大淋巴结。患者轻度焦虑，精神食欲较差。

【辅助检查 -1】

双乳彩超示哺乳期乳腺，双乳可见多处不均质低回声区。

治疗与护理

【局部评估 -1】

右乳首诊局部评估见表 2-11-1 及图 2-11-1。

表 2-11-1　右乳首诊局部评估

伤口位置	右乳（悬吊环牵拉）
伤口类型	慢性伤口
伤口大小	8 cm × 7 cm × 4 cm
伤口形状	不规则
伤口周围	色素沉着
伤口颜色	75% 苍白色，25% 粉色
伤口边缘	12—18 点方向潜行 5 cm
渗出液	大量黄色透明渗出液
气味	无异味
组织病检	待回报
疼痛评分（NRS）	6 分

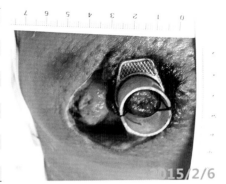

图 2-11-1　右乳首诊

左乳首诊局部评估见表 2-11-2 及图 2-11-2。

表 2-11-2　左乳首诊局部评估

伤口位置	左乳（悬吊环牵拉）
伤口类型	慢性伤口
伤口大小	8 cm × 7 cm × 4 cm
伤口形状	不规则
伤口周围	色素沉着
伤口颜色	50% 苍白色，50% 粉色
伤口边缘	6—2 点方向潜行 6 cm
渗出液	大量黄色透明渗出液
气味	无异味
组织病检	待回报
疼痛评分（NRS）	6 分

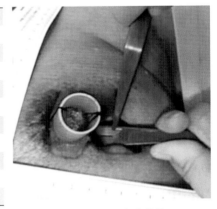

图 2-11-2　左乳首诊

【思维导航 -1】

（1）患者伤口持续 4 月余迁延不愈，加之术后伤口愈合不良，出现轻度焦虑，伤口治疗师在为患者治疗的同时给予心理护理。

（2）患者产后虽然未哺乳，但伤口迁延不愈，渗液量大，应指导患者摄入高蛋白、高维生素饮食。

（3）创面内可见老化肉芽及坏死组织时，采用机械清创结合自溶性清创的方法进行清创处理。

（4）浆细胞性乳腺炎随着病情的发展往往会合并感染，换药时使用含银敷料控制感染。

（5）伤口内渗液量大，需要做好渗液管理，选择吸收渗液较好的泡沫敷料及藻酸盐敷料，达到控制渗液、促进肉芽组织生长的作用。

（6）换药清创时出现疼痛加剧，给予对症处理。

【治疗过程 -1】

患者入院后给予完善各项相关检查，于 2015 年 1 月 30 日在全麻下行双乳病灶切除术 + 双乳头矫形悬吊术，病灶组织送病理检查。术后伤口采用传统方式换药，碘伏消毒，雷夫诺尔纱布填塞伤口，效果欠佳，伤口没有愈合迹象，渗液多，每日换药 3 ～ 4 次，渗液仍能浸湿衣服、床单。与患者及家属沟通后，采用功能性敷料换药。

【全身评估 -2】

患者病情明显好转，焦虑减轻，精神食欲较好，生命体征平稳，无发热症状，各项治疗配合好。给予患者饮食指导、心理护理。

【局部评估 -2】

双乳伤口 5 天局部评估见表 2-11-3、图 2-11-3、表 2-11-4 及图 2-11-4。

表 2-11-3　右乳伤口 5 天局部评估

伤口位置	右乳
伤口类型	慢性伤口
伤口大小	6 cm × 5 cm × 3 cm
伤口周围	色素沉着
伤口颜色	100% 红色
伤口边缘	12—18 点方向潜行 3 cm
渗出液	中等量
气味	无异味
组织病检	抗酸（+），考虑结核性炎
疼痛评分（NRS）	3 分

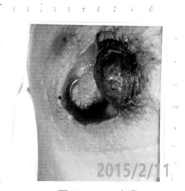

图 2-11-3　右乳

表 2-11-4　左乳伤口 5 天局部评估

伤口位置	左乳
伤口类型	慢性伤口
伤口大小	7 cm × 7 cm × 4 cm
伤口周围	色素沉着
伤口颜色	100% 红色
伤口边缘	6—12 点方向潜行 5 cm
渗出液	中等量
气味	无异味
组织病检	抗酸（+），考虑结核性炎
疼痛评分（NRS）	3 分

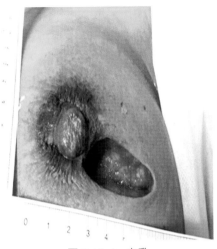

图 2-11-4　左乳

【思维导航 -2】

（1）经过 5 天的治疗，创面内可见大量新鲜肉芽组织，停止机械性清创，继续采用清创胶自溶清创 + 含银藻酸盐敷料 + 泡沫敷料。

（2）组织病理检查结果回报：抗酸（+），考虑结核性炎，遵医嘱给予规范化抗结核治疗，继续全身营养支持。

（3）换药时疼痛明显减轻，不再使用利多卡因表面麻醉。

【治疗过程 -2】

局部处理：首先用碘伏消毒创面及创周皮肤，用刮勺及碘纱布机械清除坏死组织；使用刮勺清除坏死组织时，患者疼痛明显，采用 0.9% 氯化钠溶液利多卡因溶液喷洒创面，缓解疼痛；清创完毕，用 0.9% 氯化钠溶液冲洗伤口；对不易去除的坏死组织采用清创胶自溶清创；内层选用含银藻酸盐敷料填充伤口，外层敷料选用带边泡沫敷料吸收渗液。换药每日 1 次。

【全身评估 -3】

患者无发热症状，各项治疗配合好。

【局部评估 -3】

右乳伤口 21 天局部评估见表 2-11-5 及图 2-11-5。

表 2-11-5　右乳伤口 21 天局部评估

伤口位置	右乳
伤口类型	慢性伤口
伤口大小	2 cm × 1 cm × 1 cm
伤口周围	色素沉着
伤口颜色	100% 红色
伤口边缘	12—18 点方向潜行 1 cm，右乳 10 点方向出现 1 cm × 0.5 cm 小脓肿
渗出液	少量
气味	无异味
组织病检	抗酸（+），考虑结核性炎
疼痛评分（NRS）	1 分

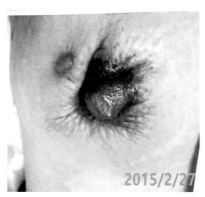

图 2-11-5　右乳

左乳伤口 21 天局部评估见表 2-11-6 及图 2-11-6。

表 2-11-6　左乳伤口 21 天局部评估

伤口位置	左乳
伤口类型	慢性伤口
伤口大小	1 cm × 3 cm × 3 cm
伤口周围	色素沉着
伤口颜色	100% 红色
伤口边缘	6—12 点方向潜行 1 cm
渗出液	少量
气味	无异味
组织病检	抗酸（+），考虑结核性炎
疼痛评分（NRS）	1 分

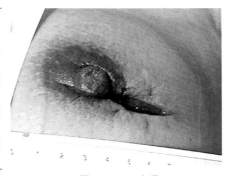

图 2-11-6　左乳

【思维导航 -3】

此阶段换药发现右乳 10 点方向出现 1 cm × 0.5 cm 大小脓肿，符合浆细胞性乳腺炎的特点，容易反复、多部位发生。3 月 2 日医生给予切开，换药方法同前。

【治疗过程 -3】

局部处理：首先用碘伏消毒创面及创周皮肤，再用 0.9% 氯化钠溶液冲洗伤口，采用清创胶自溶清创；内层选用含银藻酸盐敷料填充伤口，外层敷料选择带边泡沫敷料吸收渗液。换药每 2 日 1 次。

【转归/随访】

右乳伤口经过39天治疗愈合，左乳伤口经过46天治疗愈合（图2-11-7、2-11-8）。

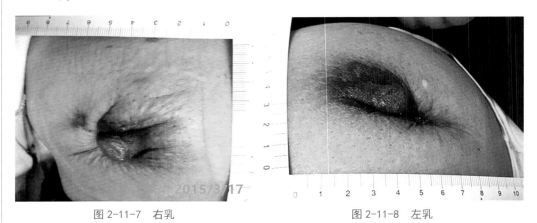

图2-11-7　右乳　　　　　　　　　　　　图2-11-8　左乳

点睛之笔

1. 手术治疗是浆细胞性乳腺炎的主要治疗方法，可彻底清除病灶。但手术创伤较大，组织缺损多，严重影响乳房的外观，可使乳房变形。我们采用伤口湿性愈合理论换药，促进肉芽组织的生长，填补全部的创面，为患者保留了乳房的正常外形，取得了满意的治疗效果。

2. 浆细胞性乳腺炎随着病情的发展，往往会继发细菌感染，形成脓肿、窦道，在换药过程中须使用具有抗感染功能的敷料。

3. 疼痛管理是保证患者配合治疗的前提，本案例在使用刮匙清创时，患者疼痛剧烈，换药时采用0.9%氯化钠溶液利多卡因溶液喷洒创面，可有效缓解疼痛。

4. 银离子敷料对所有常见细菌都有作用，本案例伤口持续4个月，考虑有感染，组织病检结果为结核性炎，采用银离子敷料，感染得到控制，最终伤口愈合。

赵继萍　张蓓蕾

012　乳腺癌术后伤口皮瓣坏死

乳腺癌改良根治术根据肿瘤位置、乳房形态大小决定手术切口的方位。临床一般采用纵行或横梭形切口，纵行切口上至锁骨下缘中外 1/3 交界处，下至锁骨中线与肋弓交界处；横切口内至前正中线，外至腋中线。皮瓣游离范围上至锁骨，内至前正中线，外至背阔肌前缘，下到肋弓及腹直肌上方。术后手术部位使用弹力绷带加压包扎，使皮瓣紧贴胸壁，防止积液积气。正确观察皮瓣颜色、温度、肿胀程度，发现异常及时处理。

病历摘要

患者，女，70 岁，主诉：左乳癌改良根治术后，术后伤口大面积皮瓣坏死。

【现病史】

患者无意中发现左乳肿块 1 月余，不伴疼痛，无发热、盗汗、乏力等症状，于 2017 年 7 月 20 日入住我院。7 月 24 日在全麻下行左乳癌改良根治术，左乳皮下、左腋下各留置负压引流管 1 条。术后采用传统方式换药，引流管于 8 月 3 日拔除。术后给予化疗，每 21 天 1 次。9 月 7 日发现伤口大面积皮瓣坏死。交予伤口治疗师换药。

【既往史】

患者既往体健，无长期慢性病病史及食物、药物过敏史，无烟酒嗜好。

【全身评估 -1】

患者神志清楚，精神、食欲尚可。生命体征平稳，无发热症状，体重超重。由于伤口持续了 1 月余，患者担心伤口不能愈合产生焦虑，但仍配合治疗。

治疗与护理

【局部评估 -1】

首诊局部评估见表 2-12-1 及图 2-12-1。

笔记

表 2-12-1　首诊局部评估

伤口位置	左胸部近腋窝处
伤口类型	慢性伤口
伤口大小	8 cm × 10 cm
伤口形状	不规则四边形
伤口周围	发红
伤口颜色	100% 黄色，可见缝线
伤口边缘	浸渍、卷边
渗出液	中等量渗出液
气味	无异味
疼痛评分（NRS）	0 分

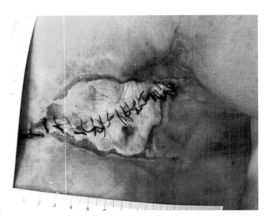

图 2-12-1　左胸坏死皮瓣

【思维导航 -1】

（1）患者左胸部横梭形手术切口中皮瓣已坏死，采用保守锐器清创结合自溶性清创的方法，逐渐清除黄色坏死组织。

（2）根据伤口周围皮肤发红，考虑继发感染，给予含银敷料控制感染。

（3）必要时请示医生暂停化疗，促进伤口愈合。

【治疗过程 -1】

局部处理：首先用碘伏消毒创面及创周皮肤，用刀片蚕食法逐步清除黄色坏死组织；再用 0.9% 氯化钠溶液棉球清洁脱碘，对不易去除的坏死组织采用清创胶自溶清创。内层选用含银藻酸盐敷料填充伤口，外层敷料选择带边泡沫敷料吸收渗液。换药频率为每 2 日 1 次。

全身干预：为患者讲解伤口湿性愈合理论的方法及其优点，使患者树立信心。指导患者进食高蛋白高维生素饮食，适当锻炼，控制体重。化疗期间，监测血常规，提高机体抵抗力，避免感染。

【全身评估 -2】

患者无发热症状，各项治疗配合好。

【局部评估 -2】

15 天局部评估见表 2-12-2 及图 2-12-2。

笔记

表 2-12-2　15 天局部评估

伤口位置	左胸部近腋窝处
伤口类型	慢性伤口
伤口大小	3 cm×6 cm
伤口形状	横棱形
伤口周围	粉色
伤口颜色	100% 红色
伤口边缘	不规则
渗出液	少量
气味	无异味
疼痛评分（NRS）	0 分

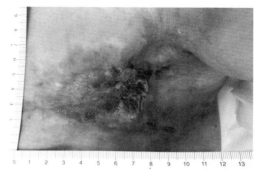

图 2-12-2　治疗 15 天伤口

【思维导航 -2】

经过 15 天的治疗，黄色坏死组织已全部清除，创面内 100% 红色组织，周围皮肤正常，创面内缝线拆除。上述处理方法有效，换药方法同前。

【治疗过程 -2】

局部处理：创面内新鲜肉芽生长良好，不再使用刀片保守锐器清创，其余换药方法同前。换药频率为每 3 日 1 次。

全身干预：伤口明显好转，患者焦虑彻底解除。继续指导患者进食高蛋白高维生素饮食，适当锻炼，控制体重。化疗期间，监测血常规，提高机体抵抗力，避免感染。

【全身评估 -3】

患者无发热症状，各项治疗配合好。

【局部评估 -3】

20 天局部评估见表 2-12-3 及图 2-12-3。

表 2-12-3　20 天局部评估

伤口位置	左胸部近腋窝处
伤口类型	慢性伤口
伤口大小	2 cm×5 cm
伤口形状	横棱形
伤口周围	粉色
伤口颜色	100% 红色
伤口边缘	不规则
渗出液	无渗出
气味	无异味
疼痛评分（NRS）	0 分

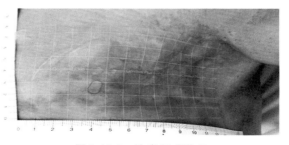

图 2-12-3　治疗 20 天伤口

【思维导航 -3】

经过 20 天的治疗，新鲜肉芽组织已全部充满创面，目前主要治疗为促进上皮爬行。

【治疗过程 -3】

局部处理：给予水胶体敷料，促进上皮化。换药频率为敷料松脱再换。

全身干预：同前。

【转归/随访】

经过 25 天治疗，伤口最终愈合（图 2-12-4）。

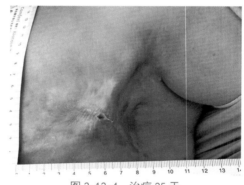

图 2-12-4　治疗 25 天

点睛之笔

1. 皮瓣坏死是乳腺癌改良根治术后常见的并发症，发生率为 10% ～ 71%。其主要的治疗方法为皮肤移植。若采用该方法患者须二次手术，且创伤较大。由于患者正处于化疗期间，身体虚弱，拒绝二次手术。采用伤口湿性愈合方法换药，创伤小，更安全。

2. 清创是本案例的重要环节，本案例创面为 100% 的黄色坏死组织，黄色坏死组织不仅厚，而且与创面贴合紧密，不易清除，我们使用保守锐器结合自溶性清创的方法，采用蚕食清创法逐步清除黄色坏死组织，促进肉芽生长。

3. 本案例因伤口周围皮肤发红，经验性使用了银离子藻酸盐敷料抗感染，严格来讲应进行细菌培养检测。

赵继萍　　张蓓蕾

013 坏疽性脓皮病患者的伤口管理

坏疽性脓皮病（pyoderma gangrenosum，PG）是一种少见的非感染性嗜中性皮病，皮损表现为复发性疼痛性坏死性溃疡，常伴有潜在的系统疾病，病因不明，可能与免疫异常有关。发病率较低，发生于不同年龄，多见于中年人，少见于儿童。根据临床表现、皮损部位及发病年龄，坏疽性脓皮病分为4种临床类型，即溃疡型、脓疱型、大疱型及增生型，其中以溃疡型多见。坏疽性脓皮病具有反复发作的特性，病程长，平均1.8年，且2年内复发率高，容易误诊、漏诊，应尽早确诊，综合治疗。

📋 病历摘要

患者，男，70岁，主诉右小腿形成溃疡40年，时好时坏，近2个月溃疡逐渐增多增大伴疼痛。为求进一步治疗于2018年4月16日就诊于伤口门诊。

【现病史】

患者40年前无诱因出现右小腿肿胀，自行使用白酒外洗后，局部皮肤出现大片糜烂、溃疡，渗出明显，伴疼痛、发热，诊断不明，先后静脉滴注青霉素、磷霉素进行治疗2月余，症状好转后患者自行出院。2017年9月右小腿再次无诱因出现一处溃疡，伴疼痛，随即就诊于当地医院，诊断不明。建议患者外用京万红软膏2月余，效果差，溃疡逐渐增多增大。溃烂面有脓性分泌物、黑色痂体，伴疼痛。

【既往史】

高血压10余年。无其他慢性病病史及食物、药物过敏史，无烟酒嗜好。

【全身评估 -1】

患者神志清楚，精神尚可，神情焦虑。生命体征平稳，无发热症状，体型匀称。自发病以来在当地输注头孢类抗生素治疗10天，每天碘伏擦拭伤口换药1次，余无特殊处理。

治疗与护理

【局部评估 -1】

首诊局部评估见表 2-13-1 及图 2-13-1。

表 2-13-1　首诊局部评估

伤口部位	右小腿近端前内侧、右内踝
伤口大小	① 10.8 cm × 6.7 cm； ② 10.5 cm × 9.0 cm； ③ 3.2 cm × 1.8 cm； ④ 4.5 cm × 2.8 cm
渗出液	少量
基底组织	①②50% 黑色，50% 筋膜 外露；③④100% 黑色
伤口边缘	内卷、黑色和黄色坏死组织
周围皮肤	色素沉着、瘢痕形成
肢体活动	乏力、跛行
疼痛评分（NRS）	8 分
气味	恶臭

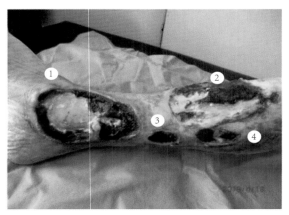

图 2-13-1　伤口首诊

【思维导航 -1】

（1）患者病程长，诊断不明确，宜行 MDT 合作，尽早明确诊断。

（2）根据 TIME 原则处理伤口，患者伤口干燥、焦痂坚硬，首先采取清创处理；伤口臭味明显，使用银离子藻酸盐敷料控制感染。待药敏结果回报调整方案。

【治疗过程 -1】

局部处理：请皮肤科会诊，行细菌培养与病理活检。

（1）伤口清理：患者多处溃疡面积大，有筋膜暴露，伴有恶臭，给予过氧化氢、0.9% 氯化钠溶液冲洗，刀片"井"字划割，行机械性及自溶性清创，清创前指导患者口服止疼药。

（2）敷料选择：焦痂处内层敷料选择水凝胶加湿盐水纱布覆盖，筋膜暴露处给予水凝胶加藻酸盐银离子控制感染（图 2-13-2），外层敷料均选择透明敷料覆盖伤口，绷带包扎固定（图 2-13-3）。根据渗液量，每 3 ～ 4 天换药 1 次。

笔记

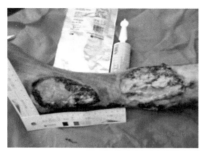

图 2-13-2　水凝胶加藻酸盐银离子
　　　　　控制感染

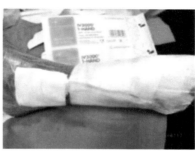

图 2-13-3　透明敷料覆盖伤口

全身干预：指导患者戒烟限酒，加强营养。抬高患肢，行功能锻炼。患者病程较长，多次求医效果不佳，焦虑不安，对治疗失去信心，向患者讲解治疗计划的制订与实施，使其积极配合治疗和护理。

【全身评估 -2】

患者无发热症状，各项治疗配合好。

【辅助检查 -1】

病理结果皮肤科回报中性粒细胞浸润，病理科回报淋巴细胞浸润。细菌培养大肠埃希菌（++）和金黄色葡萄球菌（++）。

【局部评估 -2】

6 天局部评估见表 2-13-2 及图 2-13-4。

表 2-13-2　6 天局部评估

伤口部位	右小腿近端前内侧、右内踝
伤口大小	① 10.8 cm × 6.7 cm；② 10.5 cm × 9.0 cm；③ 3.2 cm × 1.8 cm；④ 4.5 cm × 2.8 cm
渗出液	少量
基底组织	①②50% 黑色，50% 筋膜外露；③④100% 黑色
伤口边缘	内卷、黑色和黄色坏死组织
周围皮肤	色素沉着、瘢痕形成
肢体活动	乏力、跛行
疼痛评分（NRS）7 分	
气味	异味减轻

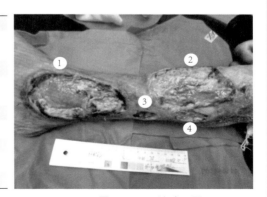

图 2-13-4　治疗 6 天

【思维导航 -2】

（1）伤口表面焦痂厚重且坚硬，清创困难，疼痛明显，选择浸泡法使用软

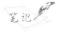

毛刷清洗，结合超声刀＋外科清创，加速清创的过程。

（2）患者伤口有多重细菌感染，考虑使用酸性氧化电位水浸泡。有相关研究报道经酸性氧化电位水浸泡后任何微生物、细菌都无法生存，酸性氧化电位水杀菌后，会被阳光、空气分解为普通的水，无刺激，无污染。其安全、健康、绿色，可有效治疗坏疽性脓皮病。

（3）皮肤科医生建议使用红光照射治疗，有文献表明一定波长的红光照射能促进血管形成和伤口愈合，并且对于局部创面有抗感染和缓解疼痛的作用。

【治疗过程 -2】

局部处理：使用酸性氧化电位水浸泡 30 分钟（图 2-13-5），使用软毛刷清洗后行红外线照射（图 2-13-6），然后结合超声清创加锐器清创（图 2-13-7）。内层敷料使用水凝胶及藻酸盐银离子敷料，外层敷料继续使用泡沫敷料及绷带固定。以此方法 3～4 天换药 1 次，共清创 6 次，历经 23 天，坏死组织基本清除。

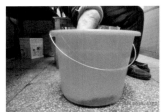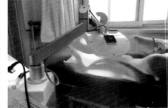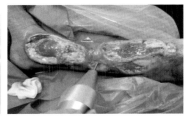

图 2-13-5　浸泡　　　　　图 2-13-6　红外线照射　　　　图 2-13-7　超声加锐器清创

全身干预：病情得到有效控制，疼痛感觉减轻，患者焦虑缓解。指导患者行踝泵运动，防止肌肉萎缩。

【局部评估 -3】

25 天局部评估见表 2-13-3 及图 2-13-8。

表 2-13-3　25 天局部评估

部位	右小腿近端前内侧、右内踝
大小	① 12 cm×8 cm；② 11 cm ×10 cm
渗出液	少量
基底组织	红润
周围皮肤	色素沉着、瘢痕形成
伤口边缘	内卷、界限清楚
肢体活动	乏力、跛行
气味	异味减轻
疼痛评分（NRS）	6 分
C- 反应蛋白	77.4 mg/L

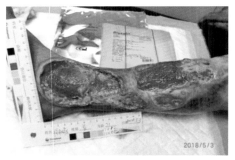

图 2-13-8　治疗 25 天

笔记

【思维导航 -3】

（1）目前伤口变形扩展是坏疽性脓皮病表现之一。须全身治疗，入住皮肤科，进一步完善相关检查，明确诊断。

（2）伤口进入肉芽组织生长阶段，应用湿性愈合理论促进肉芽组织生长。

【治疗过程 -3】

局部处理：伤口床内使用氧肤宝治疗仪持续供氧（图 2-13-9），提高含氧量来促进肉芽生长。内层敷料选择磺胺嘧啶银油纱，外层敷料选择泡沫敷料覆盖，绷带固定，继续红外线照射治疗。以此方法 5 ～ 7 天换药 1 次，共换药 14 次，历经 50 天，上皮化及皮岛出现（图 2-13-10）。

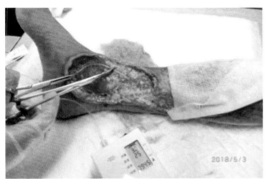

图 2-13-9　持续供氧

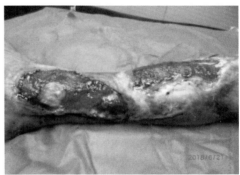

图 2-13-10　治疗 50 天

【辅助检查 -2】

化验结果回报，C- 反应蛋白 77.4 mg/L，红细胞沉降率 43 mm/L，血红蛋白 122 g/L，总蛋白 53 g/L，前白蛋白 155 mg/L。肠镜结果未见异常，外周血细胞计数未见异常，风湿免疫系列及肝炎分型均为阴性，细菌结果回报大肠埃希菌（++）。

全身干预：对症给予抗感染、改善微循环、补充营养治疗；考虑患者感染严重，暂未使用糖皮质激素；指导患者行踝泵运动，防止肌肉萎缩。

【全身评估 -3】

患者伤口好转，上皮化明显，有皮岛出现，2018 年 6 月 23 日患者自行离院，在当地医院行右小腿破溃清创取左侧大腿植皮 VSD 安置术（图 2-13-11），术后植皮及供皮区分泌物增多，臭味明显，病情逐渐加重，于 2018 年 6 月 27 日再次就诊于伤口门诊。

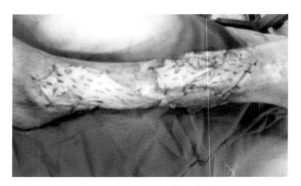

图 2-13-11　VSD 安置术后

【局部评估 -4】

99 天局部评估见表 2-13-4、图 2-13-12 及图 2-13-13。

表 2-13-4　99 天局部评估

伤口部位	右小腿近端前内侧、右内踝左大腿取皮处
伤口大小	右小腿 20 cm×15 cm，左大腿 5 cm×7 cm
渗出液	少量
基底组织	右小腿 100% 黄色，左大腿 50% 黄色、50% 红色
伤口边缘	边缘不清
周围皮肤	有瘢痕形成
肢体活动	乏力、跛行
气味	臭味明显
细菌结果回报	金黄色葡萄球菌（＋），大肠埃希菌（＋＋）
疼痛评分（NRS）	6 分

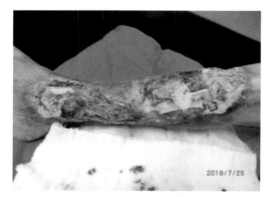

图 2-13-12　右小腿

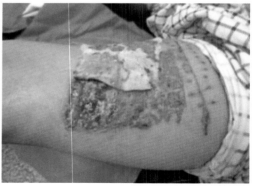

图 2-13-13　左大腿取皮处

【思维导航 -4】

（1）患者慢性病程，治疗依从性差，自行离院，在外院隐瞒病情，未行基础病的治疗是手术失败的主要原因。

（2）皮肤科会诊建议使用糖皮质激素。

（3）在控制脓皮病的治疗基础上，应用 TIME 原则处理伤口。

【治疗过程 -4】

局部处理：0.9% 氯化钠溶液冲洗伤口，右小腿内层敷料选择磺胺嘧啶银油纱，外层敷料选择泡沫敷料，左大腿取皮处内层敷料选择磺胺嘧啶银油纱，外层敷料选择棉垫、弹力绷带固定。以此方法 5 ～ 6 天换药 1 次，共换药 22 次，历经 120 余天，伤口愈合（图 2-13-14、图 2-13-15）。

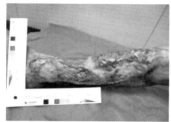
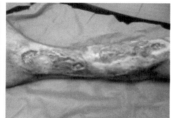
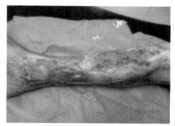

图 2-13-14　右小腿逐渐好转

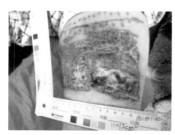
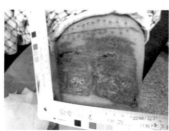
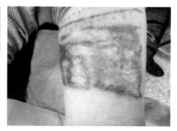

图 2-13-15　左大腿逐渐好转

全身干预：口服泼尼松 20 毫克/次，1 天 2 次；口服复方磺胺甲噁唑 2 片/次，1 天 3 次。口服激素后伤口反应好，愈合迅速。

【转归/随访】

效果追踪：患者病程长，期间自行停用激素，导致伤口复发（图 2-13-16），再次使用激素后伤口好转。经过 21 天 5 次治疗，伤口最终愈合。

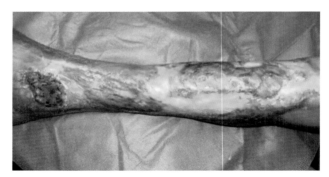

图 2-13-16　右小腿伤口复发

点睛之笔

1. 对于脓皮病患者应及早联合其他科室会诊，早期明确诊断，协作治疗。本案例使用皮质类固醇激素治疗后，伤口反应好，验证了坏疽性脓皮病的诊断，故一旦确诊应尽早使用。

2. 酸性氧化电位水浸泡是治疗本案例的重要环节。患者伤口焦痂覆盖，感染严重，清创困难，疼痛明显，因此，如何在彻底清创控制感染的同时体现人文关怀，减轻患者疼痛感，在伤口护理中具有重要意义。本案例除指导患者口服止痛药外，我们选择联合清创的方法来准备伤口床，采取酸性氧化电位水浸泡后使用软毛刷刷洗，结合超声雾化水流技术加锐性清创的方法，加速了清创过程，减轻了患者疼痛。

3. 应用湿性愈合理论，结合银离子敷料进行伤口治疗是本案例伤口管理成功的关键。伤口愈合需要一个潮湿环境，上皮细胞需要在潮湿状态下才能从伤口边缘移行穿过伤口表面，完成上皮化。

4. 该病例未行基础病治疗是植皮手术失败的主要原因。相关文献报道，在感染控制后、皮损情况稳定的情况下，植皮手术或手术达到伤口重建，可加速愈合进程。但外科手术后伤口可能会发生同形反应，故须慎重考虑。

5. 本病与免疫异常有关，病程长，易复发，须做好健康教育及跟踪工作，建立患者的治疗信心。

郭金花　郭锦丽　张蓓蕾

014　新生儿脓皮病

在皮肤科门诊中，"脓疱""疖子"的患者常见，这类病统称化脓性皮肤病，由链球菌和葡萄球菌等感染引起，简称"脓皮病"。儿童常因为细小抓伤、裂伤或昆虫叮咬而感染，开始表现为皮肤的红斑或肿块，发展为脓疱，脓排出后结痂，可有瘙痒，搔抓患处，可向其他部位迅速播散。

病历摘要

患儿，女，40天，家长诉发现左臀部皮肤红肿溃烂15天，为求进一步治疗来诊。

【现病史】

家长诉于2016年11月1日发现其左侧臀部有一红色丘疹，随后皮肤红肿溃烂，在当地医院行局部外敷生肌膏及各种中药贴敷，未见好转。为进一步治疗，于11月24日以"左侧臀部溃烂，软组织感染"入当地医院，给予抗感染对症输液治疗后，11月26日转入我科就诊。

【既往史】

无家族遗传病病史；无食物及药物过敏史。

【全身评估 -1】

患儿体重 4.8 kg，发育正常，营养一般，精神状态差；体位被动，不能平卧。自发病以来在当地输注头孢类抗生素治疗3天，每天碘伏擦拭伤口，外涂莫匹罗星软膏换药1次，余无特殊处理。

【辅助检查 -1】

化验回报：红细胞沉降率 39 mm/h ↑，降钙素原 0.11 ng/mL ↑，总蛋白 52.8 g/L ↓，白蛋白 34.48 g/L ↓，天冬氨酸转氨酶 41 U/L，γ - 谷氨酰胺 105 U/L ↓。

治疗与护理

【局部评估 -1】

首诊局部评估见表 2-14-1 及图 2-14-1。

表 2-14-1　首诊局部评估

伤口位置	左臀距肛门 2 mm 处
伤口大小	4.8 cm × 3.6 cm
渗出液	少量
基底组织	75% 黑色、25% 红色
伤口边缘	规则，3 点处与肛门相通，红肿
周围皮肤	红肿
视觉模拟量表	8 分

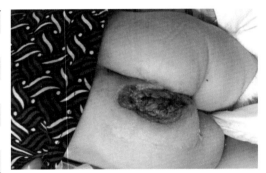

图 2-14-1　首诊

【思维导航 -1】

（1）患儿伤口位置特殊，近肛门处，极易被大小便污染，应做好大小便管理，这就要求既要达到治疗目的，又要兼顾排泄需求，如何选择敷料贴合伤口值得思考。

（2）患儿伤口疼痛、耐受性差，无法服用止痛药，清洗时动作轻柔，选用自溶性清创，要将清洗液适当加温，减少对患儿的刺激。

（3）左臀部创面被黑色组织覆盖，无法判断伤口的组织颜色与深度，需要做彻底的清创，并根据细菌培养结果控制感染。

【治疗过程 -1】

局部处理：首先请皮肤科会诊，考虑脓皮病，做细菌培养。操作时，患儿取右侧卧位，防止大小便污染伤口，用注射器抽取 0.9% 氯化钠溶液脉冲式冲洗，内层敷料使用水凝胶挤入伤口床，加银离子藻酸盐覆盖创面控制感染；外层敷料选择泡沫敷料覆盖，近肛门处裁剪薄膜敷料，封闭伤口的同时暴露肛门。右臀使用皮肤保护膜，保护周围皮肤。操作时肛门夹垫纱布卷，防止污染创面（图 2-14-2）。根据渗液量，每 3 ～ 4 天换药 1 次。

笔记

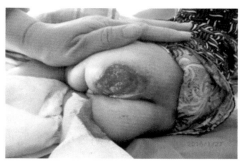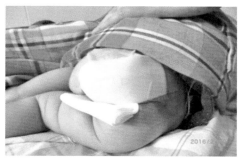

图 2-14-2　首诊后进行局部处理

全身干预：遵医嘱全身使用抗生素治疗，请营养科会诊，给蛋白组件口服增加抵抗力。同时做好体位管理：平卧位时既压迫伤口，影响血运，又容易大小便污染，对伤口不利，不宜采用；选择健侧卧位和俯卧位，每 1～2 小时交替 1 次。由于患儿年龄小，不易配合，取健侧卧位时要在其背部和腹部放置软枕固定身体，否则患儿容易自动变成平卧位。取俯卧位时注意头偏向一侧，保持呼吸道通畅。禁止使用尿不湿，注意观察大小便，及时清理。注意家庭环境保持卫生，保暖防止感冒，如有发热须及时就医并处理。

【全身评估 -2】

患者无发热症状，家长治疗配合好。

【局部评估 -2】

10 天局部评估见表 2-14-2 及图 2-14-3。

表 2-14-2　10 天局部评估

伤口位置	左臀距肛周 2 mm 处
伤口大小	4.0 cm×2.8 cm，8 点方向有 2 cm 窦道
渗出液	少量
基底组织	100% 红色组织
周围皮肤	红肿消退
伤口边缘	肛门处有上皮爬行，皮缘完整
视觉模拟量表	7 分
细菌培养	产气荚膜梭菌

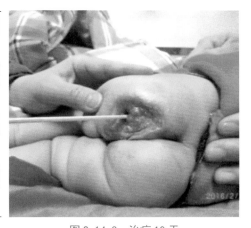

图 2-14-3　治疗 10 天

【思维导航 -2】

（1）产气荚膜梭菌为厌氧革兰阳性菌，多见于人畜粪便、土壤、污水等可以提供厌氧微环境的地方，感染后可导致气性坏疽、食物中毒及坏死性肠炎等，严重时可危及生命，如何控制比较棘手。患儿家住农村医疗条件差，缺乏医疗知识，再次告知家长注意手卫生，保持环境清洁，加强营养，增强患儿抵抗力。

（2）患儿伤口易被大小便污染，为减少产气荚膜梭菌对伤口的污染，考虑使用酸性氧化电位水冲洗湿敷伤口以便控制感染。

【治疗过程 -2】

局部处理：操作中取健侧卧位，用无菌纱布衬垫，分离臀部，避免粪便污染。检查伤口发现 8 点方向有 2 cm 窦道，请普外科会诊，排除肛瘘，细菌培养为产气荚膜梭菌，使用酸性氧化电位水湿敷，窦道内使用清创胶和银离子填塞。复查时发现伤口泡沫敷料在吸收渗液的同时也吸收了粪便，故外层敷料改用 CAD 敷贴，近肛门处用薄膜敷料封闭伤口并裁剪留孔暴露肛门（图 2-14-4）。伤口处理方法及内层敷料选择同前。

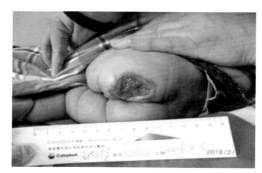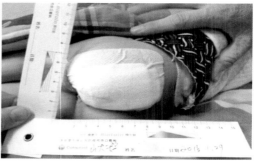

图 2-14-4　复诊时局部处理

全身干预：病情得到有效控制，红肿及疼痛减轻，嘱患者家长继续保持手卫生，做好大小便管理。

【全身评估 -3】

患者无发热症状，家长治疗配合好。

【局部评估 -3】

24 天局部评估见表 2-14-3 及图 2-14-5。

表 2-14-3 24 天局部评估

伤口位置	左臀距肛门 2 mm 处
伤口大小	0.5 cm × 0.5 cm
渗出液	无
基底组织	100% 红色组织
伤口边缘	上皮化
周围皮肤	肤色正常
视觉模拟量表	3 分

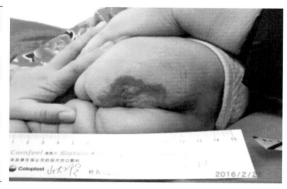

图 2-14-5 治疗 24 天

【治疗过程 -3】

局部处理：疼痛明显减轻，伤口处于粉色期，使用水胶体敷料促进愈合（图 2-14-6）。

【转归／随访】

经过 30 天 10 次治疗，伤口最终愈合。患儿 3 周岁随访，伤口愈合好未复发（图 2-14-7），家长非常满意。

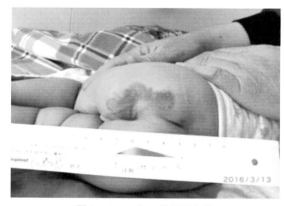

图 2-14-6 伤口处于粉色期

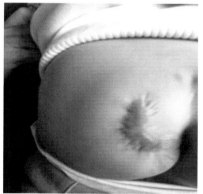

图 2-14-7 治疗 30 天

📋 点睛之笔

1. 大小便管理是该伤口换药的前提，是保证治疗的基础。本案例患儿年龄小、抵抗力差，伤口部位特殊，紧邻肛门且有窦道形成，大小便不能自控，敷

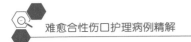

料固定非常困难。通过裁剪薄膜敷料在满足封闭创面的同时，暴露肛门，满足排泄需求。换药时，肛门处夹塞无菌纱布，保证创面清洁，成功避免了大小便的污染。

2. 应用湿性愈合理论，结合银离子敷料进行伤口治疗是本案例伤口管理成功的关键。伤口愈合需要一个潮湿的环境，上皮细胞需要在潮湿状态下才能从伤口边缘移行穿过伤口表面，完成上皮化过程。

3. 酸性氧化电位水浸泡是治疗本案例的重要环节。酸性氧化电位水可电解生成阳离子和阴离子，阳极产生氧气，阴极产生氢气。添加工业用盐后，在离子交换膜的作用下，生成酸性氧化电位水，经其浸泡后，任何微生物、细菌都无法生存，酸性氧化电位水杀菌后，会被阳光、空气分解为普通的水，无刺激、无污染，安全、健康、绿色，值得推广。

郭金花　郭锦丽　张蓓蕾

015 糖尿病合并背痈

痈是由多个相邻毛囊和周围组织同时发生的急性细菌性化脓性炎症，或多个相邻疖融合而成，炎症范围比疖大，常累及深层皮下组织，全身反应重。以中老年、糖尿病患者多见，好发于颈部及背部，俗称"对口疔""搭背"。初起皮肤硬肿、热痛，肤色暗红，可有数个凸出点或脓点，畏寒、发热、食欲减退和全身不适，但一般疼痛较轻。后硬肿范围增大，周围呈现浸润性水肿，引流区域淋巴结肿大，局部疼痛加剧，全身症状加重。继而脓点增大、增多、中心处可坏死脱落、破溃流脓，疮口呈蜂窝状，难以自行愈合。当出现多个脓点、表面紫褐色或破溃流脓时须做"+"或"++"形切口切开引流。

📋 病历摘要

患者，女，41岁，主诉：背部皮肤出现暗红色硬结 1 周，伴局部疼痛、红肿及发热。

【现病史】

患者 2019 年 8 月 17 日背部皮肤出现一面积为 2 cm×2 cm 暗红色硬节，触之疼痛明显，皮温高，自行碘伏消毒效果不佳，随后硬节范围逐渐增大，周围呈现浸润性水肿，局部疼痛加剧，中心处坏死脱落破溃，表面呈紫褐色（图 2-15-1）。8 月 23 日出现畏寒、发热，体温最高 38.5 ℃，8 月 24 日就诊于我院普通外科门诊。

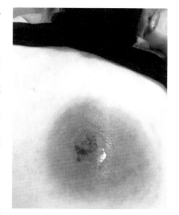

2-15-1 切开引流前

【既往史】

2 型糖尿病 2 年，无手术、外伤史，无其他疾病及食物、药物过敏史。

【家族史】父亲糖尿病，母亲体健。

【全身评估 -1】

患者情绪稳定，配合治疗。营养中等，糖尿病饮食，自由体位。有发热症状，物理降温，自行口服阿莫西林胶囊，就诊于普外科门诊，伤口治疗师接诊。

【辅助检查 -1】

实验室检查：白细胞 14.6×10^9/L ↑；嗜中性粒细胞 12.95×10^9/L ↑；全天血糖波动范围 $18.1 \sim 22.6$ mmol/L。

治疗与护理

【局部评估 -1】

首诊局部评估见表 2-15-1。

表 2-15-1　首诊局部评估

位置	背部
大小	11 cm × 11 cm 硬结
局部皮肤	红、肿、压痛明显，皮温高
疼痛评分（NRS）	8 分

【思维导航 -1】

（1）首先行全身感染控制，静脉输注抗生素抗感染治疗，内分泌科会诊积极控制血糖，做好降血糖的健康教育。

（2）局部控制感染的治疗原则是脓肿切开引流，锐器清创结合自溶性清创逐层清除感染的坏死组织，避免局部大量出血，0.9% 氯化钠溶液加压彻底冲洗脓腔，选择清创胶、银离子藻酸盐敷料控制感染。

（3）伤口渗液、脓液较多，做好渗液管理，做好伤口周围皮肤的保护。

（4）脓腔切开前，告知患者糖尿病合并背痛感染的风险，做好知情同意。

（5）脓腔切开前使用 1% 利多卡因局部麻醉，减轻疼痛。

【治疗过程 -1】

碘伏消毒皮肤，使用 1% 利多卡因局部麻醉后行 "+" 字切开（图 2-15-2）。切开后次日换药，碘伏消毒创面及创周皮肤，逐层分次清理附着在伤口床表面的坏死组织，止血钳探明脓腔深度后每次将少许腐肉夹紧轻提，刀片紧贴腐肉基底上方切除，切勿牵拉撕扯，以免造成疼痛及出血。0.9% 氯化钠溶液棉球清洁伤口床。对于不易清理的深处脓腔可采用清创胶自溶性清创。为控制局部感染及管

笔记

理渗液使用银离子藻酸盐抗菌敷料轻塞脓腔。为预防伤口周围皮肤受脓液侵蚀后出现湿疹，使用皮肤保护膜环形涂擦保护伤口周围皮肤。外层敷料选用泡沫敷料吸收渗液。换药频率为每日1次。

全身干预：提高患者自我监测体温意识，遵医嘱静脉输入抗生素头孢西丁。遵从内分泌科医生的医嘱，监测血糖，口服降糖药，皮下注射胰岛素治疗糖尿病。由于患者疼痛明显，每次换药清创前半小时可以口服止痛剂。营养支持：进食高蛋白、高维生素饮食，糖尿病饮食，避免辛辣刺激。宣教以往处理经验，消除顾虑，提高患者依从性。

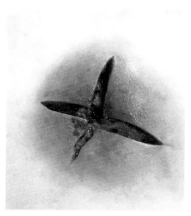

图 2-15-2 "+"字切口

【全身评估 -2】

患者情绪稳定，配合治疗。营养中等，糖尿病饮食，自由体位，体温正常。换药时疼痛明显。

【局部评估 -2】

伤口治疗3天局部评估见表 2-15-2 及图 2-15-3。

表 2-15-2 伤口治疗 3 天局部评估

伤口位置	背部
伤口大小	10 cm × 10 cm × 1 cm
伤口形状	+
渗出液	大量血性、脓性混合黏稠渗出液
气味	无恶臭
基底组织	100% 黄色
周围皮肤	红肿压痛减轻，皮温不高
伤口边缘	四周均有潜行，深度 4～5 cm
疼痛评分（NRS）	8 分
细菌培养	金黄色葡萄球菌（+++）
药敏结果	青霉素耐药、莫西沙星敏感、环丙沙星敏感、左氧氟沙星敏感

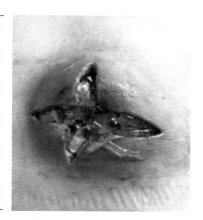

图 2-15-3 清创胶自溶性清创

【思维导航 -2】

（1）全身感染控制效果好，根据药敏试验结果静脉输注敏感抗生素，继续

笔记

控制血糖。

（2）局部控制感染方案同前。常规消毒清洁后选择清创胶、银离子藻酸盐敷料及泡沫敷料，控制局部感染及管理渗液。皮肤保护膜保护伤口周围皮肤。

（3）换药前口服镇痛药，减轻疼痛。

【治疗过程 -2】

换药前口服布洛芬。0.9% 氯化钠溶液冲洗脓腔，使用清创胶、银离子藻酸盐抗菌敷料填塞脓腔，外层选用泡沫敷料吸收渗液，使用皮肤保护膜环形涂擦保护伤口周围皮肤。换药频率为每日 1 次。

全身干预：自我监测体温，遵医嘱静脉输注敏感抗生素莫西沙星。监测血糖，口服降糖药，皮下注射胰岛素治疗糖尿病。继续营养支持。

【全身评估 -3】

患者无发热症状，生命体征平稳，配合治疗。

【局部评估 -3】

17 天局部评估见表 2-15-3 及图 2-15-4。

表 2-15-3　17 天局部评估

伤口位置	背部
伤口大小	8 cm × 8.5 cm × 0.5 cm
渗出液	中量稀薄黄色渗出液
气味	无臭味
基底组织	100% 红色组织
伤口边缘	均有潜行，深度 2 ～ 3 cm；边缘整齐
周围皮肤	色素沉着，散在红疹，瘙痒
疼痛评分（NRS）	3 分
血糖波动范围	全天：5.9 ～ 16.2 mmol/L

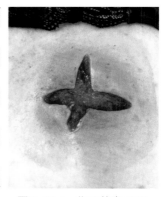

图 2-15-4　伤口基底 100%
红色组织

【思维导航 -3】

（1）全身感染控制效果好，敏感抗生素停止静脉输注，继续控制血糖。

（2）局部感染明显控制，伤口床缩小，基底为 100% 红色组织，疼痛明显减轻。伤口周围皮肤出现散在红疹，自诉瘙痒，怀疑敷料过敏，停用泡沫敷料。选择银离子油纱替代银离子藻酸盐敷料，加用氧化锌软膏保护伤口周围皮肤。

待感染控制及渗液管理良好，停用清创胶及银离子油纱敷料，改用生物活性敷料（壳聚糖）促进伤口愈合。待渗液量减少，感染控制良好，换药频率由每日1次逐渐改为隔日1次。

【治疗过程 -3】

伤口换药第 17 天，碘伏消毒创周皮肤及伤口床，0.9% 氯化钠溶液清洗，少量清创胶及银离子油纱敷料填充（图 2-15-5），皮肤保护膜及氧化锌软膏环形涂擦保护伤口周围皮肤（图 2-15-6、图 2-15-7），停用泡沫敷料，外层敷料使用抗粘敷贴。

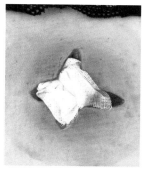 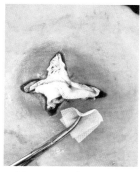 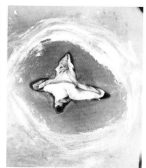

图 2-15-5　银离子油纱敷料　　图 2-15-6　皮肤保护膜　　图 2-15-7　氧化锌软膏
　　　　　　填充　　　　　　　　　　　环形涂擦　　　　　　　　环形涂擦

伤口换药第 24 天，感染已控制，红疹消退。停用清创胶及银离子油纱敷料，改用生物活性敷料（壳聚糖）填充（图 2-15-8），0.9% 氯化钠溶液纱布湿敷，氧化锌软膏环形涂擦保护伤口周围皮肤，外层敷料使用抗粘敷贴。换药频率为隔日1次。

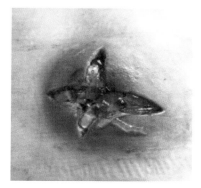

图 2-15-8　生物活性敷料（壳聚糖）促进伤口愈合

全身干预：停止静脉输注抗生素，其余治疗同前，继续营养支持。

【全身评估 -4】

患者生命体征平稳，配合治疗。

【局部评估 -4】

49 天局部评估见表 2-15-4 及图 2-15-9。

表 2-15-4　49 天局部评估

伤口位置	背部
伤口大小	5.0 cm × 6.5 cm
渗出液	少量
基底组织	100% 红色组织，触之出血
伤口边缘	内卷，边缘整齐
周围皮肤	无色素沉着
疼痛评分（NRS）	0 分
血糖波动范围	全天：5.6 ～ 11 mmol/L

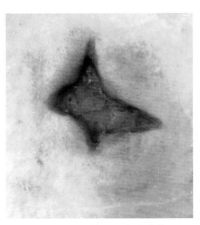

图 2-15-9　肉芽组织生长良好，
边缘内卷

【思维导航 -4】

经过 49 天治疗，伤口床缩小，基底肉芽组织生长良好，边缘变钝、内卷，根据 TIME 原则，去除内卷边缘，用凡士林油纱保湿，促进肉芽生长。

【治疗过程 -4】

局部处理，碘伏消毒创周皮肤，0.9% 氯化钠溶液清洗伤口床，去除内卷边缘，生物活性敷料（壳聚糖）填充及凡士林油纱覆盖，外层敷料使用抗粘敷贴。换药频率为隔 4 ～ 5 日 1 次。

【转归／随访】

伤口治疗 77 天，换药频率改为 1 周 1 次，肉芽组织已填满，有待完全上皮化，治疗期间已停用生物活性敷料（图 2-15-10）。至 2019 年 11 月 18 日伤口治疗第 87 天，患者发来照片，伤口完全愈合（图 2-15-11）。

笔记

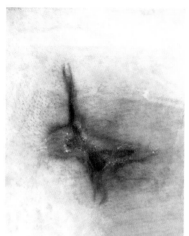
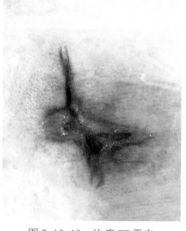

图 2-15-10　治疗 77 天未　　　　图 2-15-11　伤口愈合
　　　　完全上皮化

点睛之笔

1. 本案例严格遵循 TIME 原则进行清创、抗感染、保湿促肉芽生长、边缘处理，伤口愈合良好。敷料选用合理，渗液管理良好，未出现浸渍现象。但泡沫敷料使用时间较长，伤口周边皮肤出现红疹，使用氧化锌、皮肤保护膜及时治愈。

2. 本案例使用医用胶体敷料，其主要成分是羧甲基壳聚糖，属于生物活性敷料，具有良好的生物相容性和生物可降解性，具有抑菌、止血、减少创面渗出和促进创伤组织再生修复的作用。

3. 糖尿病患者合并痈感染者发生率较高，往往全身反应较重，细菌培养及药敏试验结果是全身使用抗生素的依据，血糖管理是治疗外科感染的关键。对于此类患者的治疗原则：尽早切开、尽早引流、尽早抗感染，包括局部和全身。

任宏英　张蓓蕾

016 外伤性甲下血肿行拔甲术后的伤口

甲下血肿是由于手（脚）指甲处直接的创伤，如砸伤、挤压伤、压轧伤等造成甲床与甲板间隙内出血，血液聚集在指甲下形成的血肿。甲下可以看到淤点、淤斑，并有疼痛。如淤血面积较大、疼痛剧烈或出现脓性渗出继发甲下脓肿时，须行拔甲手术。

拔甲术适应证：外伤后甲下积血；外伤造成指甲与甲床分离；甲沟炎引起弥漫性甲下积脓；指甲癣经药物治疗及局部治疗无效者。

拔甲术目的：解脱受损指甲，治疗甲下积血、感染等疾病。

📋 病历摘要

患者，女性，29 岁，主诉：右手拇指门夹伤 3 天，甲下血肿形成伴剧烈疼痛。

【现病史】

患者 2021 年 11 月 19 日晚用右手关防盗门时拇指不慎被门夹伤，出现甲下出血伴疼痛，简单包扎后就诊于太原市某医院急诊科，医生给予清洁换药处理，行 X 光影像学检查示无异常。嘱患者口服云南白药胶囊，回家观察，勿湿水，有不适随诊。患者 11 月 20 日出现拇指指甲周围皮肤红肿，胀痛明显，淤血蔓延至整个甲下，自行碘伏消毒后未做特殊处理，11 月 22 日主诉疼痛剧烈就诊于我院门诊，就诊时甲下血肿（图 2-16-1），按压指甲，有陈旧性血液从甲下溢出，指甲松动，与甲床分离，立即行拔甲术（图 2-16-2），术后门诊换药治疗。

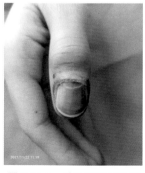　　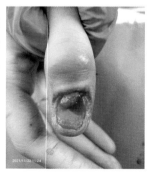

图 2-16-1　外伤后甲下血肿　　图 2-16-2　拔甲术

【既往史】

患者既往体健，无长期慢性病病史及食物、药物过敏史。

【全身评估 -1】

患者神志清楚，精神尚可，神情焦虑。恐惧拔甲术及疼痛，担心指甲拔除后影响再生。生命体征平稳，无发热症状。

📋 治疗与护理

【局部评估 -1】

首次换药局部评估见表 2-16-1 及图 2-16-3。

表 2-16-1　首次换药局部评估

伤口位置	右手拇指
伤口大小	1.8 cm × 1.5 cm
渗出液	陈旧性血性液体
基底组织	100% 红色组织，甲床裸露，有压痕
周围皮肤	浸渍
伤口边缘	整齐
疼痛评分（NRS）	8 分

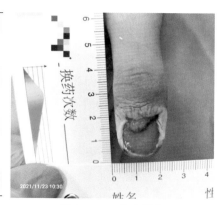

图 2-16-3　首次评估

【思维导航 -1】

（1）外伤性甲下血肿治疗首选拔甲术，须充分引流和清除甲下积血及血凝块，术中如再次出血，探明出血点，尽快止血。术后配合局部换药预防感染，预防疼痛及再出血，促进受损甲床尽快恢复，保证指甲的健康再生。

（2）拔甲术后的治疗重点是妥善保护裸露的甲床，积极预防感染，应用生物活性敷料壳聚糖，达到止血、不粘连伤口、促进创面快速愈合的目的。

（3）拔甲术的潜在风险是甲床受损，并发新甲畸形及术后感染，再度损伤，做好术前知情同意、风险告知。

（4）患者严重焦虑，做好心理护理，并告知拔甲术相关知识。

笔记

（5）疼痛管理：患者主诉疼痛剧烈，拔甲术前应用 1% 利多卡因局部麻醉，术后换药前口服止痛剂。

【治疗过程 -1】

局部处理：在医生的指导下，局部麻醉后行拔甲术。每次更换敷料前半小时口服止痛剂布洛芬。换药时先去除外层敷料，用 0.9% 氯化钠溶液浸泡创面 15 分钟后，再去除内层敷料，防止敷料与伤口粘连造成疼痛及再损伤创面。局部碘伏消毒创面及创周皮肤，0.9% 氯化钠溶液棉球清洁甲床，去除已浸渍、松动的皮肤；应用生物活性敷料壳聚糖涂抹于甲床表面，促进创面愈合；使用乳酸依沙吖啶溶液湿敷预防感染（图 2-16-4）；无菌纱布包扎固定，松紧适宜；减少手指的活动，避免二次创伤，悬吊患肢促进血液回流；嘱患者隔 2 天换药 1 次，但患者坚持隔 1 天 1 次。

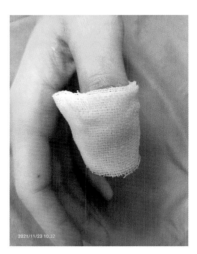

图 2-16-4　乳酸依沙吖啶溶液湿敷

全身干预：做好心理护理，健康宣教。拔甲术后注意手卫生，勿湿水；告知合理膳食对指甲修复再生的重要性及指甲的营养来源；食用含硅元素比较多的食物（如燕麦、薏米、高粱、玉米等天然谷物）；补充维生素 A、C、D 和 B 族维生素，补充钙、镁及铁元素；补充优质蛋白质。

【转归／随访】

经过 12 天 5 次治疗，伤口愈合（图 2-16-5）。

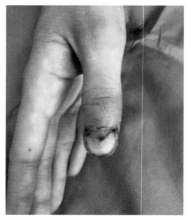

图 2-16-5　伤口愈合

点睛之笔

1.指甲是由皮肤衍生而来的，是人体皮肤的附属器官，如同头发一样会再生，拔甲后多久能长出新甲，取决于指甲的生长速度。每个人的指甲生长速度不同，与人的健康状态息息相关，且生长速度还受年龄、气候、昼夜循环、月经、营养、性别等因素影响。手指甲拔除后，一般来说需要 3 ～ 4 个月才能完全长出。科普拔甲术相关知识，消除患者顾虑，增加患者信心，积极配合治疗。

2.拔甲术是外科临床上的常见小手术，安全有效，局部麻醉下无明显疼痛。甲床的健康与新甲的再生息息相关。指甲生长是甲根部的甲基质细胞增生、角化并越过甲床向前移行而成。甲床控制着指甲按一定形状生长，甲床受损则指甲畸形生长。拔甲后使用生物活性敷料壳聚糖正是为甲床的修复提供良好的环境。

任宏英　史晓宁

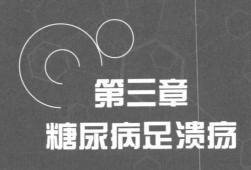

第三章
糖尿病足溃疡

017　2级（Wagner分级）糖尿病足合并淋巴水肿

淋巴水肿主要是由于机体某部位的淋巴液回流受阻，液体在组织间隙异常增多导致的局部组织水肿。根据病因可分为原发性和继发性两种类型，而继发性淋巴水肿常见的病因包括外伤、反复感染、肿瘤术后、肿瘤浸润转移等。随着淋巴水肿的进展，会导致皮肤破损形成局部溃疡，当发生在糖尿病足患者身上时，进一步增加伤口愈合的难度。

📋 病历摘要

患者，男性，68岁，右足多发性骨折后，足部皮肤软组织溃疡继发感染。

【现病史】

患者2021年11月5日主因发现血糖升高2年，伴右足外伤后破溃3个月，

笔记

近 1 个月右足皮肤反复破溃、迁延不愈、伴水疱形成，就诊于内分泌科。

【既往史】

患者于 2019 年诊断为 2 型糖尿病，未规律服用降糖药物。2021 年 8 月 4 日发生车祸，撞至右足，当即感右足疼痛剧烈，活动受限，经急诊 X 线检查，诊断为右足多发性骨裂，行保守治疗。自撞伤后右足出现软组织肿胀、皮肤粗糙，破溃，伴化脓。撞伤后右足皮肤反复起水疱并破溃，就诊多家医院门诊给予涂抹红霉素软膏，创面迁延不愈，于 11 月 5 日入住内分泌科由伤口治疗师接诊伤口。

【全身评估 -1】

体温 36.6 ℃，脉搏 78 次 / 分，呼吸 18 次 / 分，血压 140 / 81 mmHg，BMI 22.5 kg/cm²。患者神志清楚，精神食欲尚可，神情焦虑。右小腿及右足肿胀明显呈不可凹型，平躺及抬高后均无改善。右足皮肤粗糙、弹性差，双足感觉麻木，糖尿病周围神经病变检查：震动感觉阈值测定 25 伏特，温度觉、压力觉、踝反射消失。双下肢动静脉彩超显示右侧小腿局部肌间静脉血栓形成（完全型），双下肢动脉血流充盈良好。右足超声示右足足背及足底软组织层明显水肿增厚。

【辅助检查 -1】

糖化血红蛋白：6.9%。

治疗与护理

【局部评估 -1】

首诊 2 级糖尿病足合并淋巴水肿见表 3-17-1 及图 3-17-1。

表 3-17-1　首诊 2 级糖尿病足合并淋巴水肿

伤口位置	右足背
伤口大小	3 cm × 2 cm
渗出液	中量、黄色
基底组织	75% 的黄色组织，25% 的红色组织
周围皮肤	污秽、干燥、水肿、结痂
疼痛评分（NRS）	3 分
细菌培养	金黄色葡萄球菌

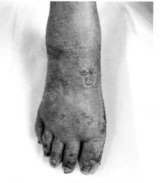

图 3-17-1　首诊重度水肿

【思维导航 -1】

（1）患者有糖尿病，日常血糖控制较差，首先需要降糖治疗，血糖控制在 5 ～ 11 mol/L。

（2）右足重度水肿，伤口渗出较多，伤口分泌物细菌培养阳性，提示患者存在伤口局部感染，需要及时处理局部感染迹象，防止足部伤口进一步恶化。

（3）右侧小腿局部肌间有完全型静脉血栓形成，双下肢动脉血流充盈良好。诊断为静脉血栓，请血管科医生给予会诊，采取抗凝治疗。

（4）患者足部有外伤史，下肢及足部肿胀明显且足部皮肤粗糙，考虑外伤导致淋巴回流障碍，请淋巴水肿治疗师给予会诊。

（5）患者足部长时间水肿未消退，伤口反复出现，迁延不愈 3 个月，失去治疗信心，应做好心理安慰。

【治疗过程 -1】

换药前先用 37 ℃的温水浸泡双足，尽可能清洗足部污秽，清洗过程中勿生硬去除结痂，以免造成皮肤损伤。碘伏消毒创面周围，机械清创和自溶性清创相结合去除坏死组织，0.9% 氯化钠清洗伤口，内层敷料选择银离子油纱敷料控制感染，外用泡沫敷料吸收渗液。在淋巴水肿治疗师的指导下持续使用运动肌能贴进行局部辅助治疗（图 3-17-2），促进淋巴回流及静脉回流。积极控制血糖首选胰岛素，结合血管科会诊意见，全身给予口服迈之灵和皮下注射低分子量肝素钠抗凝治疗。同时指导患者卧床休息，抬高患肢避免下垂。

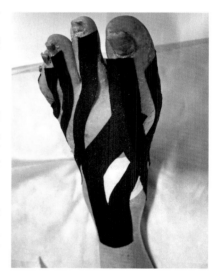

图 3-17-2　运动肌能贴辅助治疗

【全身评估 -2】

患者无发热症状，治疗配合良好。

【局部评估 -2】

2 级糖尿病足合并淋巴水肿见表 3-17-2、图 3-17-3 及图 3-17-4。

表 3-17-2　2 级糖尿病足合并淋巴水肿

伤口位置	右足背
伤口大小	2.5 cm × 2 cm
渗出液	少量淡黄色稀薄渗液
基底组织	100% 红色组织
周围皮肤	晨起水肿明显缓解出现褶皱，下床活动后水肿加重
疼痛评分（NRS）	0 分

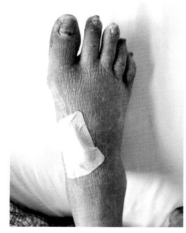
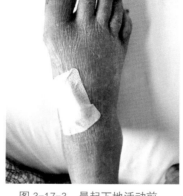
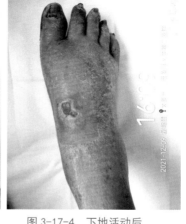

图 3-17-3　晨起下地活动前　　　图 3-17-4　下地活动后

【思维导航 -2】

（1）经过 10 天治疗，足部水肿出现明显改善，感染得到明显控制，创面面积缩小，治疗有效提示治疗方案正确可以继续使用该方案。

（2）患者遵医行为差，长时间下地久坐，患肢不能抬高，需要进一步加强健康教育。

（3）抗凝治疗大于 7 天，血管科建议压力治疗，促进静脉回流，进一步减轻水肿，促进伤口愈合。

【治疗过程 -2】

碘伏消毒创面周围，0.9% 氯化钠清洗伤口，内层敷料选择医用胶体敷料促进肉芽生长和上皮爬行，凡士林覆盖，外用纱布覆盖。足部继续使用运动肌能贴，外加低延展性弹力绷带压力治疗（图 3-17-5）。全身治疗同前，加强健康教育。

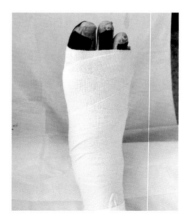

图 3-17-5　压力治疗

【转归】

经过 25 天 9 次治疗，伤口最终愈合（图 3-17-6），水肿明显好转。

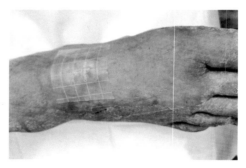

图 3-17-6　伤口愈合

点睛之笔

1. 患肢抬高＋运动肌能贴＋压力治疗是淋巴水肿的规范治疗方案，能有效减轻水肿，加快伤口愈合速度。其中运动肌能贴本身具有弹性，当拉伸并贴在皮肤表面时，就会像弹簧一样产生回缩性。这使得皮肤与皮下组织产生间隙，血液淋巴循环更顺畅，促进损伤处渗出的组织液被吸收。同时能够减轻局部组织过多的压力，而且皮肤的异物感会减轻皮下痛觉感受器的刺激，从而减轻疼痛。

2. 延续护理在淋巴水肿患者院外治疗中不可或缺，如果未能掌握运动肌能贴的使用，可用弹力袜来替代。

唐威　张静　史晓宁

018 3级（Wagner分级）神经缺血性糖尿病足

糖尿病足是指与下肢远端神经异常和不同程度的周围血管病变相关的足部感染、溃疡和（或）深层组织的破坏，是糖尿病最严重和治疗费用最高的慢性并发症之一。按其病因可分为神经性糖尿病足、缺血性糖尿病足、神经缺血性糖尿病足。Wagner分级越高，溃疡越深、缺血缺氧越严重，其预后及截肢的风险越高。

Wagner具体分级见表3-18-1。

表3-18-1 Wagner具体分级

分级	病情描述
0级	有发生足溃疡的危险因素，但目前无溃疡
1级	足部表浅溃疡，无感染征象，突出表现为神经性溃疡
2级	较深溃疡，常合并软组织感染，无骨髓炎或深部脓肿
3级	深部溃疡，伴有脓肿或骨髓炎
4级	局限性坏疽（趾、足跟或前足背）
5级	大部分或全足坏疽

糖尿病足3级指伴有深部感染，通常肌腱韧带会受到破坏，伴有骨组织病变或脓肿的足部感染。神经缺血性糖尿病足的患者同时伴有下肢血管病变和周围神经病变，占糖尿病足发病人群的45%，当存在感染时，如果处理不及时会迅速进展，甚至截肢。

病历摘要

患者，女性，72岁，主诉：右足底胼胝体破溃、发热4天。伤口治疗师接诊。

【现病史】

患者2019年6月30日发现右足底胼胝体处有一大米粒大小的破溃，于社区输注头孢类抗生素治疗4天，每日甲紫擦拭伤口1次，2周后出现体温升高，4天后出现寒战高热达39.6 ℃。入院诊断：糖尿病足，糖尿病视网膜病变，由伤口治疗师接诊伤口治疗。

笔记

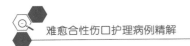

【既往史】

2 型糖尿病 20 年，血糖控制差；糖尿病视网膜病变 9 年；足部麻木伴有针刺样疼痛 8 年。

【全身评估 -1】

入院时体温 39.6 ℃，脉搏 92 次 / 分，呼吸 20 次 / 分，血压 140/81 mmHg，即刻血糖 19.7 mmol/L，BMI 22.9 kg/cm²。患者神志清楚，精神、食欲差，神情焦虑。查体双侧足背动脉及胫后动脉搏动弱。下肢血管彩超示双侧胫前、胫后动脉管腔节段性闭塞伴侧支动脉形成，右侧腘动脉局部管腔狭窄大于 50%；CTA 显示右侧胫前、胫后腓动脉存在节段性闭塞，右侧 ABI=0.85，显示足部轻度缺血；X 线显示无骨质破坏、无骨髓炎；糖尿病周围神经病变检查显示双足麻木，袜套样感觉，VPT=50 V，温度觉缺失，10 g 尼龙丝 3 个点均缺失。进一步诊断：神经缺血性糖尿病足。

【辅助检查 -1】

化验检查：白细胞 14.54×10⁹/L，红细胞沉降率 120 mm/h，C- 反应蛋白 678 mg/L，糖化血红蛋白 8.2%，空腹血糖 20.5 mmoL/L，红细胞 3.3×10¹²/L，血红蛋白 104 g/L，白蛋白 26.1 g/L，前白蛋白 129 mg/L。

治疗与护理

【局部评估 -1】

首诊 Wagner3 级神经缺血性糖尿病足见表 3-18-2、图 3-18-1 及图 3-18-2。

表 3-18-2 首诊 Wagner3 级神经缺血性糖尿病足

伤口位置	右足足底
伤口大小	0.8 cm × 0.3 cm
渗出液	少量黄色脓性分泌物，无异味
基底组织	甲紫覆盖，尚无法评估
伤口边缘	边缘干燥，角质层厚
周围皮肤	足底肿胀：3 cm × 3.5 cm 右足背及第一趾红肿热明显，有波动感
疼痛评分（NRS）	2 分
细菌培养	大肠埃希菌（++）无乳链球菌（++）

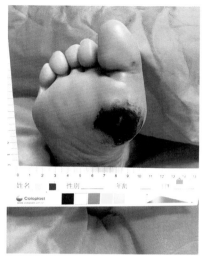
图 3-18-1　足底首诊

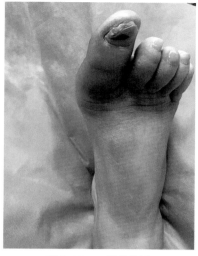
图 3-18-2　足背首诊

【思维导航 -1】

（1）不同病因导致的糖尿病足处理原则不同，首先要明确病因。根据神经病变和血管相关检查可以明确存在缺血，为解除伤口缺血状态，请血管科会诊必要时给予血管重建。

（2）患者目前体温高，白细胞、C- 反应蛋白、红细胞沉降率均高，伤口周围红、肿、热明显，局部有波动感，提示患者存在严重感染，在全身抗感染的同时，需要对伤口局部采取多种抗感染的措施。

（3）从糖化血红蛋白和空腹血糖可以判断平时血糖控制差，须实施有效方案积极控制血糖达标，平均血糖控制在 7 ～ 10 mmoL/L。

（4）患者存在低蛋白、贫血，均影响伤口愈合，须做好全身营养支持治疗。

（5）糖尿病足治疗需要多学科的协作治疗。

（6）糖尿病足感染复杂且进展快，皮下组织的坏死面积往往大于皮肤坏死面积，局部已经有波动感形成，需要及时切开伤口，充分引流和清除坏死组织，切开时要避开血管、神经及韧带，尽可能保留患者足部功能。患足禁止着力，充分减压。

【治疗过程 -1】

首先分批次清除胼胝体（图 3-18-3、图 3-18-4），充分暴露伤口后，再次探查伤口，在止血钳的引导下将脓腔全部打开，进行小切口对口引流，选用碘伏纱布填塞并湿敷，外用棉垫包扎，最后用纱布绷带包扎固定，切忌加压，影响血液循环。指导患者做好足部减压，禁止负重、行走，可以在床上进行踝泵运动及蹬自行车运动。每天换药 1 次。同时全身选择胰岛素降糖治疗，控制血糖在 7 ～ 10 mmol/L，针对药敏培养结果选择敏感的抗生素进行抗感染治疗，纠正低蛋白、贫血，营养神经，改善微循环，根据血管科建议择期行血管重建。

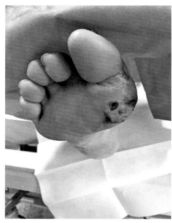
图 3-18-3　去除胼胝体

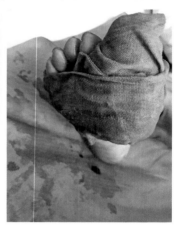
图 3-18-4　切开后碘伏纱布
填塞湿敷

【全身评估 -2】

患者仍有间断发热症状，体温最高 38.7 ℃。各项治疗配合好。

【局部评估 -2】

糖尿病足感染未得到控制见表 3-18-3、图 3-18-5 及图 3-18-6。

表 3-18-3　糖尿病足感染未得到控制

伤口位置	右足足背及足底
伤口大小	从足底到足背，经第一、二趾间切开呈 3 cm 切口，足背切开 2 处引流口与足底伤口相互贯通
渗出液	大量黄色渗出，有异味
基底组织	100% 黄色组织
伤口边缘	在足底 9 点钟方向有 4 cm 的窦道，窦道根部皮肤菲薄
周围皮肤	第二趾与第四趾发绀，足背红肿热
疼痛评分（NRS）	2 分
异常化验	白细胞：12.46×10^9/L

笔记

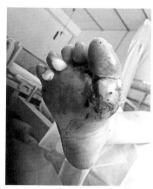 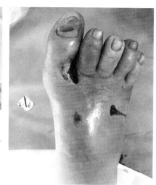

图 3-18-5 足底切口　　图 3-18-6 足背感染未控制

【思维导航 -2】

（1）经过 5 天治疗，患者局部及全身感染未得到控制，第二、四趾颜色发黑，足趾存在坏疽风险，足背红肿范围扩大，考虑切开引流不彻底，有感染灶未清除，需要扩大切开范围。

（2）由于足部血管、神经、肌腱、韧带错综复杂，足趾根部切开时要注意保护血管、神经，肌腱、韧带不被破坏，尽可能多地保全足部功能。

（3）根据 TIME 原则处理创面，选择合适的敷料。

【治疗过程 -2】

伤口清洁、清创方法同前。在足底顺脓肿走向，沿皮肤表面钝性分离，可见基底为 100% 的黄色腐肉（图 3-18-7），第四趾根部充满黄灰色脓性分泌物伴异味，采用锐性清创及自溶性清创去除腐肉。银离子油纱敷料填塞足背伤口控制感染，并促进引流，足底伤口用藻酸盐银离子敷料填充；外层敷料选择拜尔坦泡沫敷料覆盖来吸收渗液，外用绷带包扎固定，根据渗液情况决定换药频率，持续治疗 25 天。

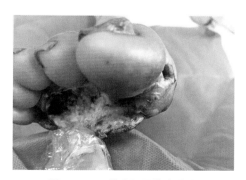

图 3-18-7 足底切开均为腐肉

全身对症支持治疗同前，血糖控制在目标范围内，贫血、低蛋白得到纠正，感染得到明显控制后由血管科医生进行血流重建。

【全身评估 -3】

患者无发热，血糖控制在目标范围内，各项治疗配合好。

【局部评估 -3】

糖尿病足彻底清创见表 3-18-4、图 3-18-8 及图 3-18-9。

表 3-18-4 糖尿病足彻底清创

伤口位置	右足足背及足底
伤口大小	足底足背伤口贯通相连呈 "u" 型，3 cm×6 cm×1.2 cm
渗出液	大量黄色渗出，有异味
基底组织	＞75% 的红色，＜25% 的黄色，足底可见肌腱外露
周围皮肤	第二趾及第四趾颜色转红，足背红肿热消失
疼痛评分（NRS）	2 分

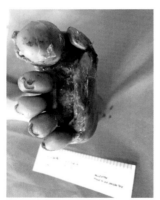 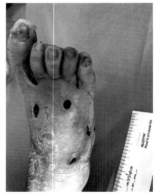

图 3-18-8 足底彻底清创前   图 3-18-9 足背彻底清创前

【思维导航 -3】

（1）经过 30 天治疗，患者足部血运好，创面大且深，渗出较多，考虑原方法换药次数频繁，愈合过程长，可采用 VSD 负压吸引技术促进伤口快速愈合。

（2）患者行球囊扩张 + 支架植入术后，服用抗凝药，使用 VSD 前要做好充分评估，防止大出血。

【治疗过程 -3】

伤口清洗、消毒同前。彻底清创后安装 VSD 负压装置（图 3-18-10 ～图

3-18-13），期间保证引流通畅，观察引流液的性状、颜色、量及末梢血运，VSD 负压治疗 1 周，换药同前。全身干预同前。

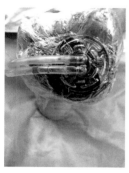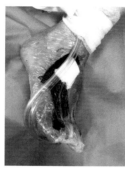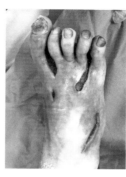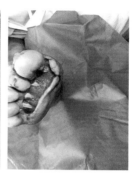

图 3-18-10　足底安装 VSD　图 3-18-11　足背安装 VSD　图 3-18-12　足底拆除 VSD　图 3-18-13　足背拆除 VSD

【转归】

经过 74 天 31 次换药，伤口最终愈合。3 年后随访，患者由于全身基础疾病已卧床 1 年，足部畸形明显，但未再复发（图 3-18-14、图 3-18-15），指导患者及家属继续做好足部日常护理及足部减压。

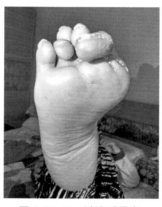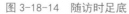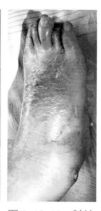

图 3-18-14　随访时足底　　图 3-18-15　随访时足背

点睛之笔

1. 全面、准确、实时的评估是正确决策的前提。所有糖尿病足怀疑缺血存在时应尽早完成血管评估并在合适的时机完成血流重建术，从而显著减少截肢

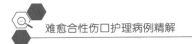

手术的发生，提高患者生存质量。神经缺血性糖尿病足的处理原则：重建血供在先，彻底清创在后。

2.及时、彻底的切开引流及全身抗生素的使用是糖尿病足感染控制的关键。糖尿病足的解剖结构特殊，足部血管、神经、肌腱、韧带错综复杂，感染易沿间隙扩散，足趾根部切开时要注意保护血管、神经、肌腱不被破坏，尽可能保全足部功能。糖尿病足一旦发生感染，进展非常迅速，每次换药时一定要仔细探查，打开所有脓腔，充分引流。局部抗感染的同时，全身抗生素的使用也不可或缺。

3.伤口愈合过程中 VSD 的正确使用可明显缩短伤口愈合时间。

4.神经缺血性糖尿病足需要多学科协作治疗，血糖的控制、营养支持及相关并发症基础治疗贯穿整个伤口治疗全过程。

5.延续性护理在预防糖尿病足复发中发挥着重要作用。

唐威　史晓宁

019　3级（Wagner分级）神经性糖尿病足溃疡

神经性糖尿病足指以神经病变为主要病因的糖尿病足，血液循环良好。这种足通常温暖、麻木而又干燥，痛觉不明显，足部动脉搏动良好。其中单纯性神经性糖尿病足占32.5%，一旦发生感染，如果未得到正确的处理，将会出现感染迅速蔓延，甚至截肢。

病历摘要

患者，男性，48岁，建筑工人，足部起水疱后未及时处理导致3级（Wagner分级）神经性糖尿病足溃疡的发生。

【现病史】

患者2021年7月18日左足底出现水疱，后破溃，周围皮肤颜色发黑，自行口服罗红霉素抗感染治疗，之后破溃面积增大，分泌物增多，伴左足背红肿热痛。8月5日因"足部起水疱后破溃3周伤口迁延不愈，伴左足背红肿热痛"就诊于内分泌科。

【既往史】

2002年诊断为2型糖尿病、高血压，未规律治疗；2010年开始双足底皮肤变硬，伴有麻木针刺样疼痛，但无破溃；无食物、药物过敏史；无烟酒嗜好。

【全身评估 -1】

入院时体温38.8 ℃，脉搏84次/分，呼吸20次/分，血压148/90 mmHg，即刻血糖26.7 mmol/L，BMI 23.3 kg/cm^2。患者神志清楚，精神尚可，神情紧张。足背动脉搏动好，下肢血管彩超显示双侧下肢动脉管壁毛糙、内中膜增厚伴管壁钙化；糖尿病周围神经病变检查示双足麻木伴有针刺样疼痛，振动觉＞25V，左足温度觉缺失、跟腱反射消失，10 g尼龙丝（＋）；足部X线示骨质未见异常。

【辅助检查 -1】

实验室检查：白细胞10.54×10^9/L，C-反应蛋白132 mg/L，红细胞沉降率154 mm/h，糖化血红蛋白8.4%，红细胞2.91×10^{12}/L，血红蛋白85 g/L，肌

酐 125 μmol/L，白蛋白 31.6 g/L，尿白蛋白 / 尿肌酐 1209 mg/g，尿微量白蛋白 665 mg/L。

治疗与护理

【局部评估 -1】

首诊 3 级（Wagner 分级）神经性糖尿病足溃疡见表 3-19-1、图 3-19-1 及图 3-19-2。

表 3-19-1　首诊 3 级（Wagner 分级）神经性糖尿病足溃疡

伤口位置	左足底
伤口大小	1.0 cm×0.3 cm×3.0 cm，呈裂隙状线型
渗出液	伤口处溢出少量黄色脓性分泌物，无异味
基底组织	100% 黄色组织
周围皮肤	足底有 1 个 1.5 cm×1.5 cm 的胼胝体； 足背及第二、三趾红肿热明显
伤口边缘	5 到 7 点有 1 个扇形潜行，最深达 3 cm
疼痛评分（NRS）	5 分

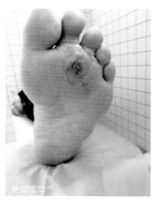 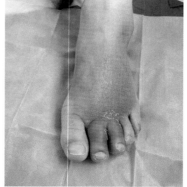

图 3-19-1　足底首诊　　　　　图 3-19-2　足背首诊

【思维导航 -1】

（1）不同病因导致的糖尿病足处理原则不同，根据神经病变和血管相关检查可以明确下肢血管条件良好，由神经病变导致的糖尿病足。可积极清创，同时做好足部减压。

（2）患者体温高，白细胞、C-反应蛋白、红细胞沉降率均高，伤口周围红、肿、热明显，局部有波动感，提示患者存在严重感染，在全身抗感染的同时，需要对伤口局部进行多种抗感染治疗。

（3）患者伤口在足底，但足背及第二及第三趾红、肿、热明显，要想控制感染需要尽快切开充分引流。

（4）患者血糖高，既往控制差，影响感染的控制及伤口愈合，需要在胰岛素治疗的前提下，控制饮食，使血糖尽量达标并稳定。

（5）患者肾功能异常，目前存在低蛋白、贫血，均影响伤口愈合，在处理伤口的同时，须做好全身对症支持治疗。

（6）患者存在耐药菌的感染，因此在处理伤口时，还要注意防止交叉感染。

（7）患者青壮年，恐惧截肢，需要做好心理护理。

【治疗过程-1】

碘伏消毒创面周围及足背皮肤，去除足底胼胝体后，留取伤口分泌物并行药敏+细菌培养。在止血钳的探查下，将足底、足背脓肿全部打开，行9个小切口引流（图3-19-3），锐性清创后，银离子油纱敷料填塞行对口引流，外层敷料选择泡沫敷料吸收渗液，最后绷带包扎，避免加压影响末梢血运。

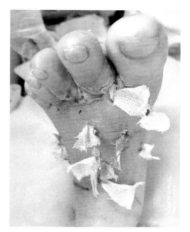

图3-19-3　小切口对口引流

做好全身治疗，胰岛素控制血糖，血糖控制目标为5～10 mmol/L，糖化血红蛋白＜6.5%，血压控制在＜140/90 mmHg。尽早使用抗生素控制感染，药敏结果未回报之前先经验性使用抗生素。纠正低蛋白、贫血，同时营养神经、改善循环、利尿，保护肾脏。还要做好健康教育，指导患者糖尿病低盐低脂精蛋白饮食，足部减压，可行床上活动如蹬腿及踝泵运动。

【全身评估-2】

患者无发热症状，血糖控制好，下肢水肿消失，各项治疗配合好。

【局部评估-2】

3级（Wagner分级）神经性糖尿病足溃疡见表3-19-2及图3-19-4。

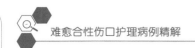

表 3-19-2　3 级（Wagner 分级）神经性糖尿病足溃疡

伤口位置	左足足底及足背
伤口大小	足背 9 处小切口
渗出液	中量淡红色渗出，无异味
基底组织	100% 的红色组织
伤口边缘	足背部分切口边缘内卷
周围皮肤	红肿热完全消退
疼痛评分（NRS）	2 分
细菌培养	金黄色葡萄球菌（++）、MRSA

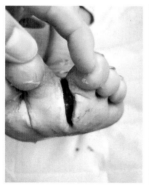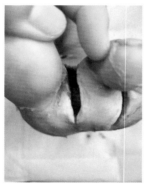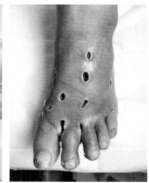

图 3-19-4　感染得到控制

【思维导航 -2】

（1）经过 20 天治疗，患者足背及第二及第三趾红肿热消失，感染得到明显控制，治疗效果明显，提示以上治疗方案正确。

（2）根据 TIME 原则处理创面，感染得到控制，为促进腔隙内肉芽填充可以尝试撤除引流条。

【治疗过程 -2】

碘伏消毒创面周围皮肤，0.9% 的氯化钠冲洗后，修剪内卷的边缘，撤除对口引流条，切口内灌注医用胶体敷料，切口处使用藻酸盐敷料，充分吸收渗液（图 3-19-5），外用泡沫敷料覆盖。第二趾根部用纱布加压促进伤口闭合，换药频率改为 1 周换药 1 次。由于住院时间的限制，患者办理出院，门诊换药。

图 3-19-5　撤除对口引流条

【出院指导】

（1）嘱咐患者出院后继续严格控制血糖、血压，规律服药，防止并发症进展。

（2）伤口愈合之前严禁患足着力，充分减压。

（3）保持足部敷料清洁，定期门诊换药。

【全身评估 -3】

患者各项治疗配合好。

【局部评估 -3】

3 级（Wagner 分级）神经性糖尿病足溃疡见表 3-19-3 及图 3-19-6。

表 3-19-3　3 级（Wagner 分级）神经性糖尿病足溃疡

伤口位置	左足足底及足背
伤口大小	腔隙消失，足背 9 处小切口逐渐愈合
渗出液	少量淡红色渗出，无异味
基底组织	100% 的红色组织
伤口边缘	足底切口边缘内卷
疼痛评分（NRS）	0 分

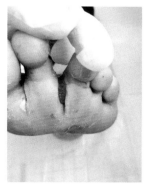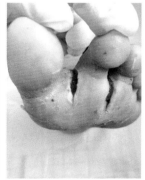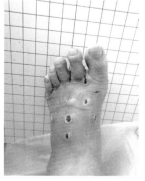

图 3-19-6　腔隙消失

【思维导航 -3】

（1）足背切口肉芽已经完全填充，治疗效果良好。

（2）足底切口出现边缘内卷，将会影响切口的闭合，需要及时修剪。

（3）患者伤口即将愈合，向患者讲解正确的足部护理知识。

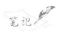

【治疗过程 -3】

消毒清洗同前，修剪内卷边缘，切口内使用医用胶体敷料，促进上皮爬行，外用泡沫敷料吸收渗液，绷带包扎固定，1 周换药 1 次，同时指导患者正确足部护理。

【转归】

经过 46 天 14 次治疗，伤口完全愈合（图 3-19-7、图 3-19-8），能正常行走。

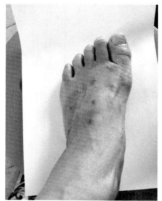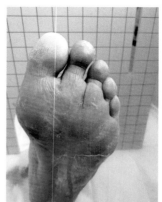

图 3-19-7　足背伤口愈合　　　图 3-19-8　足底伤口愈合

点睛之笔

1. 新型敷料联合小切口对口引流技术在治疗糖尿病足方面效果显著，不但创伤小、出血少，引流彻底，还可以避免皮下组织过早暴露而发生坏死，同时可以使疑似未发生失活的组织尽可能保存下来。

2. 及时切开、充分引流。糖尿病足一旦发生感染，进展非常迅速，若有脓肿形成需要及时切开，并仔细探查，打开所有脓腔，充分引流。多重耐药菌感染的患者，要做好床旁隔离及手卫生，处理好分泌物及医疗废物，防止交叉感染。

3. 全面、实时的评估是正确决策的前提，延续性护理是预防糖尿病足复发的重要措施。

　　　　　　　　　　　　　　　　　　　　　唐威　张静　史晓宁

020　老年糖尿病足溃疡微循环重建治疗

糖尿病足溃疡感染占我国糖尿病足的 70%，50 岁以上糖尿病患者足溃疡年发病率为 8.1%，年复发率高达 31.6%，糖尿病足溃疡感染患者年截肢率为 5.1%，死亡率比肩癌症。老年患者罹患糖尿病的病史长，并发症和（或）合并症多，处理起来比较棘手，由于糖尿病足溃疡、坏疽缺血明显，病程进展快，全身状况差，不能耐受较大的外科手术，不得已暂缓或放弃治疗。若能及时进行坏疽病灶的清理和微循环的重建，会大大提高患者预后。

📋 病历摘要

患者，男性，64 岁，主因多尿、多饮多食 13 年，左足破溃 1 个月入院。

【现病史】

患者 1 个月前做农活过程中误伤左足第一趾致破溃疼痛，创面愈合困难，且进行性加重，波及左足第一、二、三趾，伴疼痛及脓性分泌物，并逐渐发黑，伴双下肢肿胀。自行调整 30/70 混合重组人胰岛素注射液剂量（10 ～ 20 U/ 次），空腹血糖波动于 8.2 ～ 24.5 mmol/L，伴间断心悸、头晕、多汗，进食可缓解。就诊于当地诊所，予左足患处消毒、换药处理，左足破溃仍进行性加重，左足第一趾发黑坏疽，足背肿痛破溃，色暗红。

2 周前出现间断性发热，体温最高达 38.5 ℃，伴寒战，自行口服对乙酰氨基酚后体温可降至正常。

3 天前口服"阿莫西林、左氧氟沙星"（具体剂量不详），仍有间断发热。

【既往史】

糖尿病病史 13 年；糖尿病性视网膜病变 5 年。无食物、药物过敏史，已戒烟戒酒 10 余年。

【全身评估 -1】

患者神志清楚，精神欠佳，食欲、睡眠可。体温 37.7 ℃，随机血糖 20.3 mmol/L，阴囊水肿明显，双下肢可凹性水肿。

【辅助检查 -1】

实验室检查：白细胞 13.70×10⁹/L ↑，C- 反应蛋白 73.80 mg/L ↑，红细胞沉降率 97 mm/h ↑，降钙素原 0.47 ng/mL ↑，血红蛋白 107.0 g/L ↓，血清白蛋白 19.40 g/L ↓。

影像学检查：患者足部有皮肤及趾坏疽，行足部 X 线检查，数字减影血管造影（digital subtraction angiography，DSA）、超微血流成像技术（superb microvascular imaging，SMI）、ABI 测试评估下肢骨与血管情况（图 3-20-1 ～图 3-20-3），术前左侧胫前动脉侧支显影不清（图 3-20-4），术前左侧足背动脉可见一明显侧支（图 3-20-5）。

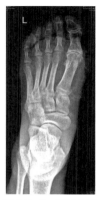
图 3-20-1　足部 X 线

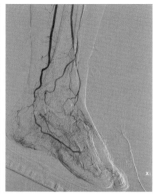
图 3-20-2　足部 DSA

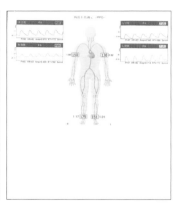
图 3-20-3　ABI 测试

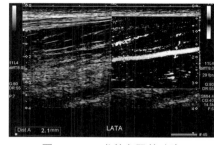
图 3-20-4　术前左胫前动脉

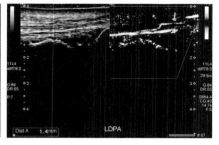
图 3-20-5　术前左足背动脉

治疗与护理

【局部评估 -1】

首诊局部评估见表 3-20-1 及图 3-20-6。

表 3-20-1　首诊局部评估

伤口位置	左足
渗出液	少
伤口情况	左足第一、二、三趾及跖趾关节混合坏疽
气味	恶臭
周围皮肤	红肿
疼痛评分（NRS）	5 分
细菌培养及药敏结果	无

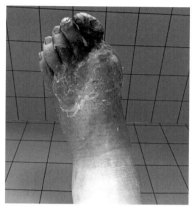

图 3-20-6　首诊

【思维导航 -1】

（1）积极控制局部感染病灶，最大限度挽救坏疽区域"间生态"的组织，畅通引流，足背皮肤行小切口引流术，缩小坏死皮肤范围，明确坏死区域皮肤界限。

（2）调控全身指标，补充白蛋白，降低血糖，为完善病情评估争取时间。

（3）根据细菌培养结果，使用敏感抗生素，达到控制全身感染目的。

（4）拟定治疗方案：择期左足糖尿病足病灶清除 + 左胫骨截骨 + 左足趾骨截骨 + 抗生素骨水泥置入 + 左胫骨横向骨搬移术，术后创面组织再生修复。

【治疗过程 -1】

局部处理：常规消毒左足皮肤，局部浸润麻醉后，以溃疡为中心，钝性分离皮下组织，间断小切口，切口间以磺胺嘧啶银油纱穿过，畅通引流。中心区域的黑色坏死组织暂不处理。外层包裹棉垫吸收渗液，1～2 天换药 1 次（图 3-20-7）。

全身干预：根据细菌培养结果，使用敏感抗生素，达到控制全身感染目的。患者卧床休息，托起水肿阴囊。积极纠正低蛋白血症，人血清白蛋白 10 g，静脉输注，1 日 2 次。协助患者取右侧卧位休息，利于局限病灶范围。择期行左足糖

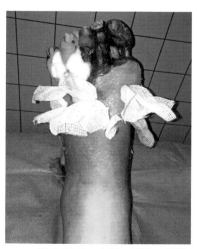

图 3-20-7　小切口引流，局限感染病灶

尿病足病灶清除＋左胫骨截骨＋左足趾骨截骨＋抗生素骨水泥置入＋左胫骨横向骨搬移术，促进术后创面组织再生修复。

【全身评估 -2】

患者无发热症状，各项治疗配合好。体温正常，血糖波动在 8 ～ 10.6 mmol/L，血清白蛋白持续回升，阴囊水肿较前有明显好转。

【辅助检查 -2】

白细胞 10.70×10^9/L，C- 反应蛋白 66.80 mg/L，红细胞沉降率 86 mm/h，降钙素原 0.27 ng/mL，血红蛋白 110.0 g/L，人血清白蛋白 21.40 g/L。

【局部评估 -2】

局部评估见表 3-20-2 及图 3-20-8。

表 3-20-2　局部评估

伤口位置	左足
渗出液	少
伤口情况	左足第一、二、三趾及跖趾关节混合坏疽
气味	恶臭减退
周围皮肤	红肿减轻
疼痛评分（NRS）	3 分
细菌培养及药敏结果	金黄色葡萄球菌、粪肠球菌

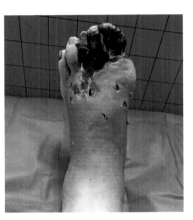

图 3-20-8　病灶未扩散

【思维导航 -2】

（1）经过 12 天治疗，患者感染病灶未扩散，机体调控至手术耐受范围，拟进行胫骨横向骨搬移手术，启动微循环重建进程，为后期创面愈合奠定基础。

（2）局部行截趾、清创手术治疗，创面放置抗生素骨水泥，留置引流管。清除局部病灶，降低创面细菌负荷。

【治疗过程 -2】

局部处理：麻妥后，取平卧位，常规消毒铺无菌单，无菌单包裹足部并用贴膜封闭。于左小腿前侧中段取两处分别长约 1 cm 的纵行切口，依次切开皮肤、皮下组织，钝性分离至胫骨表面，使用连排微创截骨器，截取胫骨约

2 cm×6 cm 的骨块，于胫骨截骨的近端、远端分别打入 1～2 枚螺纹针，将螺纹针与横向骨搬移架相连接，于截取的骨段上分别置入 2 枚螺纹针固定骨块，将螺纹针与外架相连，C 臂下透视，横向骨搬移架位置可，螺纹针置入截取骨段的深度可，盐水冲洗伤口，逐层缝合切口，无菌敷料包扎切口，酒精纱布包裹针道（图 3-20-9）。再做足部，打开包裹于足部的无菌单，可见左足第一、二、三远节趾坏死，咬骨钳咬除趾骨与其周围坏死组织，可见趾内有少量脓液分泌物，留取创面内脓性分泌物，送细菌培养。咬骨钳咬除远端跖骨外露骨组织，大量 0.9% 氯化钠溶液冲洗伤口，松止血带，电刀止血，查无活动性出血，创面后置入抗生素骨水泥（万古霉素），留置"牛鼻子"引流管 3 根，清点纱布器械无误，无菌敷料包裹创面（图 3-20-10）。

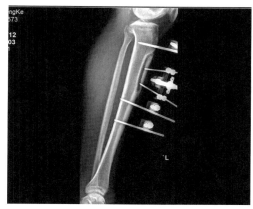
图 3-20-9　手术截骨区

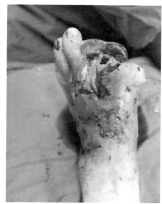
图 3-20-10　术中情况

全身干预：合理搭配糖餐食谱，继续监测血糖，纠正低蛋白血症；术后 72 小时进行直腿抬高练习，术后 1 周开始屈膝屈髋练习。

【全身评估 -3】

患者神志清楚，精神好，食欲、睡眠可。体温 36.3 ℃，随机血糖 8.3 mmol/L，阴囊水肿消退，双下肢可凹性水肿改善明显。

【辅助检查 -3】

实验室检查：白细胞 $9.70×10^9$/L，C- 反应蛋白 54.60 mg/L，红细胞沉降率 24 mm/h，降钙素原 0.17 ng/mL，血红蛋白 117.0 g/L，人血清白蛋白 30.40 g/L。

影像学检查：术后 1 周，左侧胫前动脉可见一明显侧支（图 3-20-11），左侧足背动脉可见一明显侧支（图 3-20-12）。

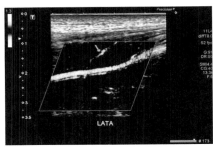

图 3-20-11　术后 1 周左胫前动脉　　　图 3-20-12　术后 1 周左足背动脉

术后 1 个月，左侧胫前动脉侧支较之前更长（图 3-20-13），左侧足背动脉侧支较之前更长，且可见多级分支（图 3-20-14）。

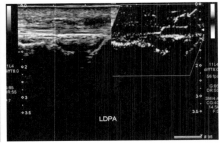

图 3-20-13　术后 1 个月左胫前动脉　　图 3-20-14　术后 1 个月左足背动脉

【局部评估 -3】

术后 1 周局部评估见表 3-20-3 及图 3-20-15。

表 3-20-3　术后 1 周局部评估

伤口位置	左足
伤口大小	左足第一、二、三趾缺如，不规则创面，足背向足底延伸
渗出液	少
伤口情况	左足第一、二、三趾及跖趾关节混合坏疽
气味	恶臭消失
周围皮肤	红肿
疼痛评分（NRS）	2 分
细菌培养及药敏结果	粪肠球菌、耐甲氧西林金黄色葡萄球菌

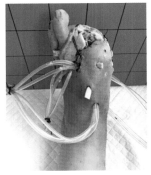

图 3-20-15　术后 1 周

【思维导航 -3】

（1）在横向骨搬移手术启动患者的微循环再生"密码"的基础上，积极改善局部创面情况成为关键。

（2）湿性愈合理论下的伤口护理技术，配合抗生素骨水泥的填充和"牛鼻子"引流管可以很好地改善创面情况。

【治疗过程-3】

局部处理：骨搬移术后1周开始进行截骨骨段的搬移，速度为1 mm/d，持续14天，行一次性骨段复位，静止7天后，再次开始14天的骨段搬移。

术后1周，创面引流通畅，创面基底被抗生素骨水泥覆盖，足部感染无扩散迹象。

术后1个月，去除骨水泥，创面基底有红色肉芽组织生长，"牛鼻子"引流通畅，磺胺嘧啶银油纱覆盖创面，保持湿润环境（图3-20-16）。

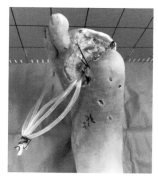

图3-20-16　术后1个月

术后2个月，创面面积明显缩小，撤除引流管。

术后4个月，感染得到彻底控制，创面接近愈合。

全身干预：坚持进行床上屈膝屈髋练习，每日至少3组，每组50次起。每日进行挂双拐行走训练，距离50米起。循序渐进，逐渐加量，以不疲劳为宜。坚持糖餐饮食，监测血糖。

【转归／随访】

经过约4.5个月治疗，伤口最终愈合（图3-20-17），着浅色分趾袜（图3-20-18），定制减压鞋垫（图3-20-19）。

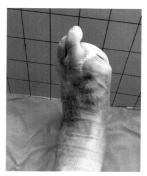 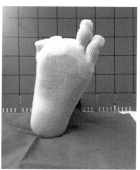 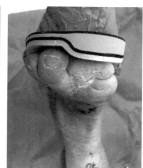

图3-20-17　伤口愈合　　图3-20-18　着浅色五趾袜　　图3-20-19　定制减压鞋垫

术后10个月随访，患者恢复独立行走能力，日常活动不受限。

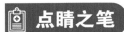

1.胫骨横向骨搬移术，运用牵拉组织再生技术原理，促进了周围循环的微血管重建，从而使难愈性缺血创面的血运得到供给，组织修复能力恢复，最终表现为创面愈合。

2. DSA 目前为外周血管疾病诊断"金标准"，敏感性、特异性、准确率高，可动态显示血流动力学变化，但是该检查为有创操作，且费用高。

3.本案例采用 SMI，观察末梢细微血流的分布情况，准确、客观地评价胫骨横向骨搬移术微血管重建的情况，从微观视角为该类疾病的治疗进程控制和预后效果判断提供了直观的科学依据。SMI 在微血管重建患者的疾病监测过程中，有着可靠、经济且无创的显著特点。随着技术的日渐成熟，SMI 可以成为微血管重建患者长期随访的检查、监测手段。

刘宏　史晓宁

021 外科手术治疗失败后糖尿病足保肢治疗

　　人体的每一寸肢体都有着非常重要的生理功能。其中，足部承担了人体负重、行走和减震功能，被喻为人体的"第二心脏"。因此，在糖尿病足患者救治过程中，最大限度保肢便是不可回避的重要考量因素。临床中，患者病情复杂、危重，加之外科手术对机体承受条件要求较高等原因，往往导致外科治疗的中断或失败，使许多糖尿病足患者深陷保命还是保肢的抉择中。

📋 病历摘要

　　患者，女性，55岁，主诉：右足溃疡17天（图3-21-1）。

【现病史】

　　患者于2021年6月12日搔抓右足时出现右足皮肤破损，就诊于当地医院，后出现右足溃疡不愈合伴感染，诊断为"右糖尿病足"，对症换药、泡脚治疗，效果欠佳，于2周后行右足第四趾截趾术+VSD安置术。术后伤口愈合不佳，为求进一步诊治就诊于我院。

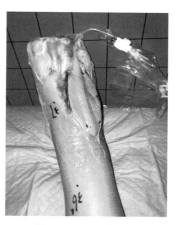

图 3-21-1　入院情况

【既往史】

　　糖尿病病史8年，行"门冬胰岛素30"6 U—6 U—6 U，三餐前注射；"甘精胰岛素"，睡前注射8 U；无药物、食物过敏史。

【全身评估-1】

　　患者精神、食欲、睡眠欠佳，小便不利，便秘。入院血气分析：酸碱度7.513↑，二氧化碳分压30.5 mmHg↓，氧分压49.5 mmHg↓，钾离子浓度2.8 mmol/L↓，钠离子浓度137 mmol/L，氯离子浓度107 mmol/L↑，乳酸浓度1.1 mmol/L，肺泡动脉氧分压差49.9 mmHg↑。请呼吸科会诊，给予持续心电监护，持续低流量吸氧。

　　5日后胸部CT：①右肺炎症，建议治疗后复查；②左肺下叶实性微结节，

笔记

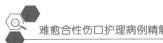
建议定期复查；③纵隔淋巴结钙化；④双侧胸腔积液。肺动脉造影 CTPA：右肺下叶外基底段可疑充盈缺损影，肺栓塞不除外，建议必要时复查，双侧胸腔积液。2021 年 7 月 7 日凝血试验示凝血酶原时间 15.60 秒↑，活化部分凝血活酶时间 37.20 秒↑，D- 二聚体 626.00 ng/mL ↑。

【辅助检查 -1】

下肢血管超声显示动脉节段性闭塞（图 3-21-2），静脉肌间血栓形成（图 3-21-3）。右足 X 线片显示右足第四跖骨及趾骨部分缺如；右足周围软组织肿胀、密度不良（图 3-21-4）。胸部 X 线显示胸部心影偏大（图 3-21-5）。

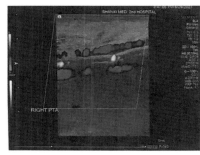
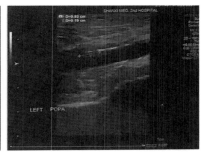

图 3-21-2　动脉超声结果

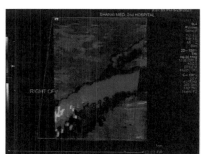
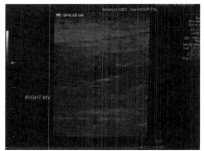

图 3-21-3　静脉超声结果

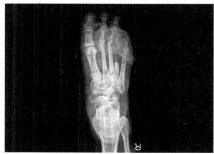
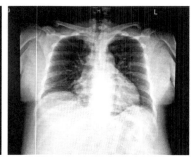

图 3-21-4　右足 X 线片　　　图 3-21-5　胸部 X 线片

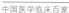

治疗与护理

【局部评估 -1】

首诊局部评估见表 3-21-1 及图 3-21-6。

表 3-21-1　首诊局部评估

伤口位置	右足足背，足背动脉搏动未触及
伤口大小	右足第四趾缺如，足背溃疡 12 cm×8 cm，溃疡足底足背贯通
伤口潜行	沿伤口内侧边缘 2～3 cm
渗出液	脓性渗出，中等
基底组织	栗色
周围皮肤	红肿，右足部皮温较对侧高
疼痛评分（NRS）	3 分（右足袜套样感觉异常，痛觉减退）
细菌培养结果	肺炎克雷伯菌、无乳链球菌

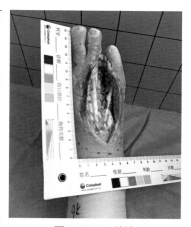

图 3-21-6　首诊

【思维导航 -1】

（1）患者基础条件差，呼吸功能受限，不能耐受手术。保守的伤口治疗是目前唯一适合患者的伤口治疗。

（2）相比于患者的伤口情况，纠正和改善患者的呼吸功能更为紧迫，因此，此阶段的伤口治疗是维持坏死范围不扩散的姑息治疗；以患者全身情况的控制为首要治疗任务。

【治疗过程 -1】

局部处理：探明伤口边缘潜行范围；常规消毒清洗伤口后，间断小切口引流（图 3-21-7），切口以磺胺嘧啶银油纱贯穿；次级敷料为藻酸盐敷料覆盖，外层以棉垫纱布无张力包扎；换药频率根据渗液量决定，一般为 3～4 天换药 1 次。

全身干预：积极接受呼吸科会诊意见；在之前

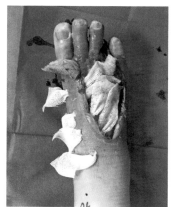

图 3-21-7　间断小切口引流

笔记

治疗基础上，继续予以患者抗凝治疗，万古霉素对症治疗，与患者及家属交代病情，密切关注患者病情变化。暂不考虑手术治疗。

【全身评估 -2】

25 天后患者精神、食欲、睡眠好转，可自行坐起，在床边休息片刻；患者呼吸均匀，无发热咳嗽现象。

【局部评估 -2】

局部评估见表 3-21-2 及图 3-21-8。

表 3-21-2　局部评估

伤口位置	右足足背
伤口大小	右足第四趾缺如，足背溃疡 12 cm × 8 cm
渗出液	少量血性液体
基底组织	< 25% 红色组织，> 75% 白色组织
周围皮肤	红肿消退，边缘红润
疼痛评分（NRS）	2 分

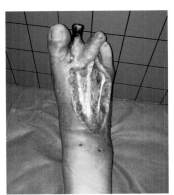

图 3-21-8　伤口基底开始有肉芽组织填充

【思维导航 -2】

（1）经过 25 天呼吸内科加强治疗，患者一般状况好转，但不能接受手术风险，选择出院。此时伤口开始有肉芽组织填充伤口，患者及家属愿意门诊继续伤口治疗。

（2）患者第二趾远节干性坏疽，边界清晰，应及时做好坏疽趾截趾解脱术的准备。

【治疗过程 -2】

局部处理：用碘伏消毒伤口及第二趾周围皮肤；用咬骨钳行第二趾远节趾骨的截趾解脱术（图 3-21-9），充分清理周围软组织；大量 0.9% 氯化钠溶液冲洗伤口及周围皮肤，撤除切口间银油纱敷料，用适量水凝胶平铺覆盖于创面上保护裸露的肌腱，然后覆盖磺胺嘧啶银油纱敷料（图 3-21-10）；次级敷料依然为藻酸盐填充敷料；外层继续以棉垫纱布无张力包扎；4 ～ 5 天换药 1 次，并

笔记

根据渗液量逐渐延长换药频率，一般最长不超过 14 天。

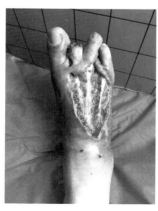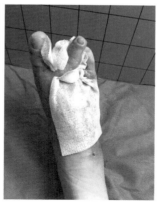

图 3-21-9 远节趾骨解脱术后　　图 3-21-10 敷料覆盖

全身干预：全身病情得到有效控制，继续床上适当有氧运动，改善呼吸功能。

【转归／随访】

治疗 2 个月后肉芽组织逐步覆盖肌腱组织（图 3-21-11），建议择期行外科手术覆盖创面，家属出于患者安全考虑，拒绝外科手术治疗，选择继续保守治疗。遂向家属交代治疗相关注意事项及预期治疗周期，患者及家属表示理解且接受，并积极配合。

治疗 3 个月后伤口床肉芽组织填充良好（图 3-21-12）。

治疗 5 个月后患者伤口愈合好（图 3-21-13），足部功能良好，恢复自主行走能力。

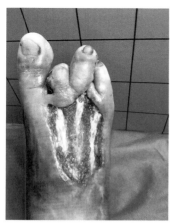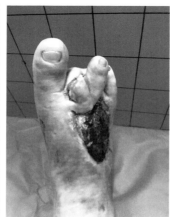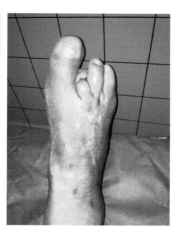

图 3-21-11 肉芽组织逐步　　图 3-21-12 伤口床肉芽组织　　图 3-21-13 伤口愈合好
　　　覆盖肌腱组织　　　　　　　　填充良好

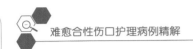

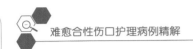

点睛之笔

1. 糖尿病足的外科治疗对患者的心肺功能要求较高，往往在感染治疗过程中患者会合并多种内科系统疾病，而无法耐受外科手术治疗。此外，对于外科治疗的手术方式和时机选择也因患者的基础疾病病情不同而最终导致治疗结局不尽统一。

2. 外科治疗失败后可以尝试保守的局部伤口治疗，但是不建议无限期的伤口治疗，在做好病情知情告知的同时，一定要动态评估治疗效果和监测基础疾病病情，确定局部伤口在持续向好的方向发展后，可以考虑继续伤口治疗，否则应及时转介相关科室，避免不良结局的发生。

3. 本案例是对创面原位修复技术的典型实践运用，该技术是传统慢性创面修复技术的补充。它对于局部感染严重、微循环不良且合并宿主机能差的创面，在治疗修复中有着明显优秀；是骨髓炎、下肢缺血性疾病、高龄等创面患者在治疗修复过程中不可或缺的一项重要技术。

刘宏　王宝娜　刘彤

022 成人糖尿病足患者的保肢治疗

近年来，我国糖尿病患病人群年轻化趋势比较明显，随之而来的是糖尿病足患者日趋年轻化。该类人群有着明显的流行病学特征：地处农村，文化程度低，经济基础差，家庭责任重，所以他们的保肢愿望特别强烈。相对的却是高达 36.8% 的糖尿病足患者截肢率。目前，为最大限度实现患者保肢愿望，在众多的糖尿病足治疗技术中，胫骨横向骨搬移技术提供了有力的技术保障。

病历摘要

患者，男性，40 岁，农民，主诉：多尿、多饮、多食 14 年余，左足外侧破溃 6 天。

【现病史】

患者 5 天前走路较多后发现左足肿胀，外侧皮肤破溃，范围约 6 cm×6 cm 大小，自行局部外敷抗优菌，就诊于当地医院，局部消毒，对症处理，效果不佳，病情进展迅速，遂就诊于我科。

【既往史】

糖尿病病史 14 年，口服药物控制；躁狂症 14 年，口服药物治疗；无食物、药物过敏史；无烟酒嗜好。

【全身评估 -1】

患者神志清楚，精神尚可，情绪稳定。体温 37.8 ℃，随机血糖 23.00 mmol/L。平素饮食控制、体育锻炼、口服药物、血糖监测均不规律。

【辅助检查 -1】

左足摇椅足畸形（图 3-22-1）。左足正侧斜位片可见左侧跗中关节破坏，符合 Charcot 关节的表现。行 CTA、节段性压力测试、VPT 以评估下肢骨、血管与神经情况（图 3-22-2 ～图 3-22-4），左足凉温感觉减退。

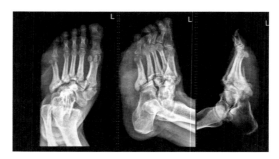

图 3-22-1　足部 X 线

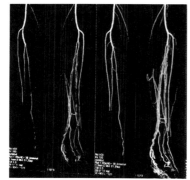

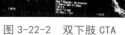

图 3-22-2　双下肢 CTA

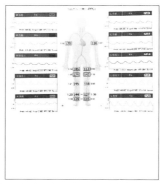

图 3-22-3　节段性压力测试

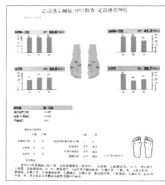

图 3-22-4　足部 VPT

治疗与护理

【局部评估 -1】

首诊局部评估见表 3-22-1、图 3-22-5 及图 3-22-6。

表 3-22-1　首诊局部评估

伤口位置	左足底及足背外侧
伤口大小	左足底胼胝 5 cm×5 cm 中心处破溃，左足背外侧 6 cm×6 cm 大小破溃，左足背创面与足底破溃贯通
渗出液	黏稠脓性分泌物
基底组织	＞ 75% 黄色组织，＜ 25% 红色组织
周围皮肤	红肿
疼痛评分（NRS）	3 分
细菌培养及药敏结果	大肠埃希菌、粪肠球菌、金黄色葡萄糖球菌
感染指标	白细胞计数 12.12×10⁹/L，C- 反应蛋白 141.00 mg/L，红细胞沉降率 97 mm/h，降钙素原 0.34 ng/mL

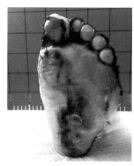
图 3-22-5 足底

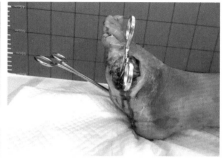
图 3-22-6 足背外侧

【思维导航 -1】

（1）一般认为夏科足的发生可能是神经创伤和神经血管反射共同作用的结果。在局部血流灌注充分或严重的周围神经病变基础上，反复创伤导致足踝关节不同程度和类型的骨破坏、关节半脱位或脱位及畸形。

（2）夏科足的重要特征是下肢供血多良好而周围神经病变明显。但是这类患者足部多有动静脉瘘，导致末梢微循环供血不足。

（3）在积极控制溃疡局部及全身感染的同时，要调控血糖，达到耐受手术要求。

【治疗过程 -1】

局部处理：足底胼胝体的处理，采用保守锐器清创＋自溶性清创相结合（图 3-22-7）；足底脓腔低位切口引流，磺胺嘧啶油纱敷料畅通引流；足外侧溃疡大量盐水反复冲洗，贯通窦道及溃疡处采用磺胺嘧啶油纱敷料畅通引流（图 3-22-8）；目的是最大限度降低溃疡局部细菌载量；外层加厚棉垫包扎，换药频次根据渗液量决定，初始一般 2～3 天换药 1 次。

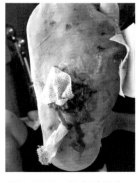
图 3-22-7 足底胼胝体
及脓腔处理

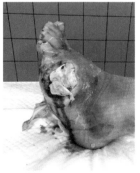
图 3-22-8 足背外侧溃疡
处理

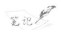

全身干预：积极请精神卫生科会诊，协助治疗；加强血糖调控，治疗顽固性高血糖状态；针对细菌药敏结果，使用敏感抗生素治疗。

【全身评估 -2】

患者情绪稳定，感染指标回落，体温回落至正常 37.1 ℃。伤口床准备良好，足底胼胝体已清除，足底与足外侧窦道已经闭合。择期行左足糖尿病足病灶清除＋左胫骨横向骨搬移术，促进术后创面组织原位再生修复。

【局部评估 -2】

局部评估见表 3-22-2、图 3-22-9 及图 3-22-10。

表 3-22-2　局部评估

伤口位置	左足底及足背外侧
伤口大小	左足底胼胝 5 cm×5 cm 清除，左足背外侧 4 cm×4 cm 大小破溃，左足背创面与足底窦道闭合
渗出液	少量血性液
基底组织	100% 红色组织
周围皮肤	红肿消退，边缘红润
疼痛评分（NRS）	2 分
感染指标	白细胞计数 6.33×10^9/L，C- 反应蛋白 3.14 mg/L，红细胞沉降率 12 mm/h，降钙素原 0.34 ng/mL。

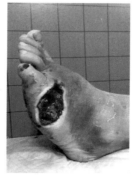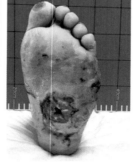

图 3-22-9　足底　　　图 3-22-10　足背外侧

【思维导航 -2】

（1）尽管患者有着明显的摇椅足畸形，夏科关节病变，但是由于患者经济能力有限，所以治疗方案确定为分期治疗。

（2）此次只解决患者足部感染和改善血供，之后择期进行夏科足畸形矫正治疗。故手术方案定位为"左足糖尿病足清创＋胫骨横向骨搬移术"。

【治疗过程 -2】

局部处理：

（1）麻醉完成后，取平卧位，常规消毒铺无菌单，无菌单包裹足部并用贴膜封闭。

（2）左小腿前外侧中段连续取长约 1 cm 的 3 个纵行切口，依次切开皮肤、皮下组织，钝性分离至胫骨表面，使用连排微创截骨器，截取一大小约 11 cm×2 cm 骨块，于胫骨截骨的近端、远端分别打入 2 枚螺纹针，将螺纹针与横向骨搬移架相连接，于截断骨段上端分别置入 4 枚螺纹针固定骨块，将螺纹针与外架相连，C 型臂下透视，横向骨搬移架位置可，螺纹针置入截取骨段深度可，盐水冲洗伤口，逐层缝合切口，无菌敷料包扎创面（图 3-22-11）。

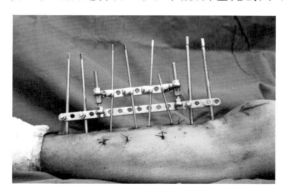

图 3-22-11　螺纹针固定

（3）去除包裹足部的贴膜和无菌单，切除创面周围的坏死组织，刮勺刮除溃疡内坏死组织，留取创面内分泌物送细菌培养，留取伤口组织送病理检查，探查足底肌间隙，未见脓性分泌物渗出，于足底创面内留置两组对口引流管，使用大量 0.9% 氯化钠溶液冲洗创面，止血后创面处填塞油纱，足外侧溃疡伤口大量盐水清洗后，使用直径 0.4 mm 的胸骨钢丝缝合创面并用无菌敷料包扎。

全身干预：依据术中伤口分泌物药敏结果，针对性使用抗生素治疗。糖尿病足伤口属于典型的慢性伤口，此类伤口一般反复感染、迁延不愈。所以在慢性伤口的治疗和诊断过程中，一定不能忽视伤口的组织学诊断。结合该病例的前期发病时间和诊疗经历，术中留取了组织标本送检，以明确诊断。

【全身评估 -3】

患者情绪稳定，血糖控制良好，全天血糖值宜在 6 ～ 11 mmol/L。

【辅助检查 -3】

术中组织病理结果回报见图 3-22-12，左小腿 X 线片见图 3-22-13。

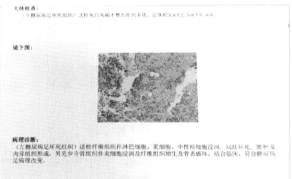

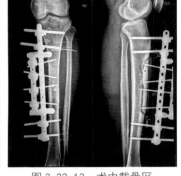

图 3-22-12　符合糖尿病足病理改变　　　　图 3-22-13　术中截骨区

【局部评估 -3】

术后 1 周局部评估见表 3-22-3、图 3-22-14 及图 3-22-15。

表 3-22-3　术后 1 周局部评估

伤口位置	左足底及足背外侧
伤口大小	左足底胼胝 5 cm×5 cm 清除，左足背外侧 2 cm×4 cm 大小破溃，左足背创面与足底窦道闭合
渗出液	少量血性液
基底组织	100% 红色组织
周围皮肤	红肿消退，边缘红润
疼痛评分（NRS）	2 分
细菌培养及药敏结果	普通变形杆菌

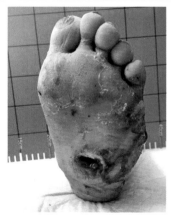
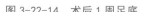
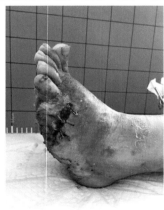

图 3-22-14　术后 1 周足底　　　图 3-22-15　术后 1 周足背外侧

【思维导航 -3】

（1）足外侧伤口，因皮肤缺损大，应用皮肤牵张技术，术后持续缓慢紧缩牵拉钢丝，在实现缺损皮肤组织原位修复的同时也避免了仰趾畸形的发生。

（2）这与显微外科的移植技术相比，不仅避免了供区的损伤，还降低了植皮术后因局部皮肤抗压耐磨能力不够而发生的皮肤破溃问题；与单纯传统换药相比，缩短了愈合时间。

【治疗过程 -3】

局部处理：对于足底溃疡，磺胺嘧啶油纱敷料甩尾填塞；对于足外侧溃疡，在常规提供伤口湿性愈合环境的同时，每次换药都逐渐旋紧牵拉钢丝，以缩小皮肤缺损面积，待伤口愈合后，即可拆除牵拉钢丝；骨搬移术后 1 周开始进行截骨骨段的搬移，视皮肤张力，择期行一次性骨段复位。

全身干预：术后 72 小时，开始指导患者进行直腿抬高练习，根据个人耐受情况而定，建议每组 50 次，每日至少 3 组；根据术中细菌药敏结果，应用敏感抗生素治疗；继续监测血糖值，在控制线范围（全天血糖值宜在 4 ～ 10 mmol/L）内波动。

【转归／随访】

术后 8 周，伤口最终愈合（图 3-22-16、图 3-22-17）。加强支具保护，控制足畸形的加重。

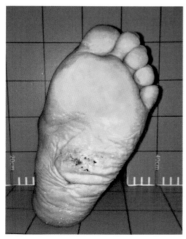 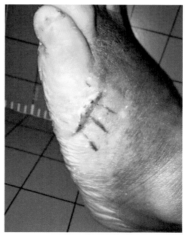

图 3-22-16　术后 8 周足底　　图 3-22-17　术后 8 周足背外侧

术后 1 年随访，患者伤口愈合好（图 3-22-18、图 3-22-19），溃疡未复发，无异位溃疡，凉温感觉恢复，恢复独立行走能力。

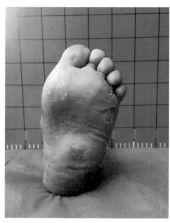 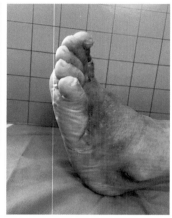

图 3-22-18　术后 1 年足底　　图 3-22-19　术后 1 年足背外侧

点睛之笔

胫骨横向骨搬移技术是近年来被广泛应用于以糖尿病足为代表的下肢缺血性疾病的新兴治疗技术。其核心技术原理：在持续恒定的张力作用下，能够实现微血管的再生，从而重建下肢的微循环体系，进而有效改善肢体的局部缺血症状，恢复血供，保存肢体。该技术已经成为先进的创面修复技术之一，可以很好地治疗糖尿病足、脉管炎等下肢缺血性疾病，实现患者最大限度保肢的治疗愿望。

刘宏　王宝娜　刘彤

第四章
压力性损伤

023　深部组织损伤期压力性损伤

　　压力性损伤又称压疮，是指皮肤和（或）皮下组织的局部损伤，通常位于骨突出部位，或与医疗器械或其他器具相关。可表现为皮肤完整或开放性溃疡，可伴有疼痛；这种损伤是由强和（或）持久的压力或压力联合剪切力引起的；软组织对压力和剪切力的耐受性可受微气候、营养、灌注、基础疾病和软组织情况的影响。2019国际NPUAP/EPUAP压力性损伤分类系统将其分为1期、2期、3期、4期、不可分期、深部组织损伤期。

　　深部组织损伤期，表现为皮肤完整或破损的皮肤局部出现褐红色或紫色变化，或表皮分离后呈现暗红色伤口床或充血性水泡；疼痛和温度变化往往先于颜色的改变出现。此类伤口可能会迅速发展、暴露组织损伤的实际程度，或可能自行消失而不出现组织损伤。

病历摘要

患者，男性，52岁，职业装裱师，主诉：双髋关节疼痛伴活动受限8年余，日常活动以坐位为主，较少站立行走，口服止疼药物度日。

【现病史】

患者于2017年3月29日入院，诊断为双股骨头坏死，入住骨科完善相关检查，4月1日全麻下行双侧全髋关节置换术。双髋关节置换术后行多模式镇痛方案，术后48小时静脉镇痛泵（舒芬太尼＋氟比洛芬酯）2 mL/h，定时静脉滴注止痛药氟比洛芬酯50 mg2次/日，双侧手术切口持续冰敷12小时。平卧位，双下肢保持外展中立位，口头医嘱患者不允许翻身，不允许卧气垫床，防止发生髋关节脱位，交接班时对患者上半身及臀部30°侧卧观察皮肤情况。初步诊断：深部组织损伤期压力性损伤。主管医生见此情况给予外科清创，黑色坏死组织之下均为黄色结缔组织，创面几乎不出血，患者无痛感，多次清创后创面变深、变大，成为4期压力性损伤，之后伤口治疗师接诊治疗。

【既往史】

无高血压、糖尿病病史。

【全身评估 -1】

入院查体：生命体征在正常范围内。患者营养中等，精神、食欲好。

【辅助检查】

术前化验检查示 WBC 9.14×10^9/L，白蛋白45.1 g/L；术后复查结果示 WBC 12.1×10^9/L。

治疗与护理

【局部评估 -1】

首诊压力性损伤伤口见表4-23-1及图4-23-1。

表 4-23-1　首诊压力性损伤伤口

伤口位置	骶尾部
伤口大小	7 cm × 9 cm × 1.5 cm
伤口颜色	100% 黄色
伤口形状	类圆形
伤口周围	色素沉着
伤口潜行	无潜行
伤口边缘	不整齐
细菌培养	大肠埃希菌（++）
渗出液	中等，黏稠
气味	有异味
疼痛评分（NRS）	0 分

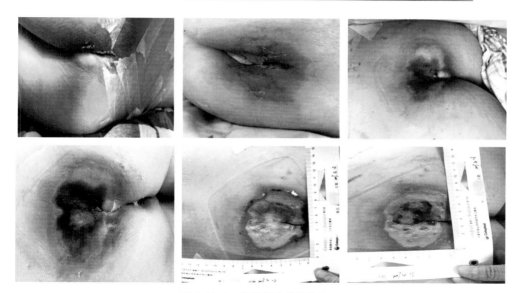

图 4-23-1　首诊压力性损伤伤口

【思维导航 -1】

（1）双髋关节置换后体位要求严格，立即为臀部充分减压，卧气垫床，必要时实施俯卧位。

（2）多次清创，创面仍覆盖黄色组织，符合深部组织损伤期的特点，须进一步彻底清创，依据 TIME 原则处理。

（3）伤口培养出大肠埃希菌，提示伤口局部需要施行抗感染的措施。

（4）清创时患者无疼痛感觉，提示骶尾部皮肤组织下的纤维化形成时间非本次住院，应该早已生成。

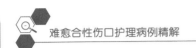

（5）患者出现食欲缺乏、睡眠形态紊乱问题，须同时行营养支持、睡眠护理。

【治疗过程-1】

每隔2日换药1次，每次换药清除伤口床附着黄色坏死组织，经10次换药后，发现伤口0点处有深约1 cm腔洞。继续给予机械清创＋清创胶＋藻酸盐银离子＋皮肤保护剂，腔洞用藻酸盐银离子敷料填充，外层用异形泡沫敷料覆盖创面，臀裂部保证密封，避免大便污染伤口（图4-23-2、图4-23-3）。

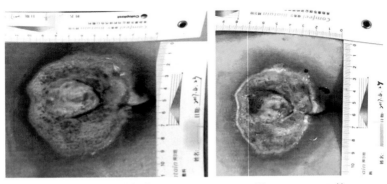

图4-23-2　清创前　　　　　　图4-23-3　VSD前

【全身评估-2】

患者体温正常，精神、食欲好，各项治疗配合好。

【局部评估-2】

伤口换药11次后见表4-23-2及图4-23-4。

表4-23-2　伤口换药11次

伤口位置	骶尾部
伤口大小	5 cm×6 cm×1 cm
伤口颜色	黄色组织大于50%，红色组织小于50%
伤口形状	不规则圆形
伤口周围	色素沉着
伤口潜行	伤口床0—2点处腔洞增大深约2 cm
伤口边缘	有浸渍
细菌培养	大肠埃希菌（＋＋）
渗出液	中等
气味	有异味
疼痛评分（NRS）	3分

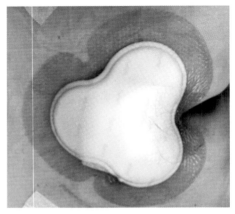

图4-23-4　覆盖异形敷料后

【思维导航 -2】

（1）11 次清创换药后伤口缩小，但伤口床 0 点处腔洞增大，肉芽组织生长缓慢，黄色腐肉较多，表明以前治疗方法效果不佳。

（2）伤口培养出大肠埃希菌，分泌物多，臭味重，拟改变治疗方法，使用 VSD 吸引加速伤口愈合。

【治疗过程 -2】

伤口上安置 VSD 材料后，导管接壁挂负压吸引器，压力调节为 –0.03 MPa，持续负压吸引 1 周，共治疗 2 个疗程（图 4-23-5、图 4-23-6）。每天检查臀裂处透明贴膜密闭情况，避免漏气、避免大便污染伤口。

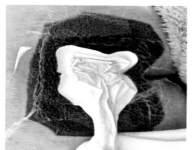
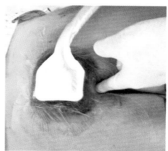

图 4-23-5　4 月 27 日 VSD　　　图 4-23-6　5 月 5 日 VSD

【全身评估 -3】

患者体温正常，精神、食欲好，伤口经久不愈合，患者情绪低落。

【局部评估 -3】

VSD 吸引 2 个疗程后见表 4-23-3 及图 4-23-7。

表 4-23-3　VSD 吸引 2 个疗程后

伤口位置	骶尾部
伤口大小	5 cm×4 cm×2 cm
伤口颜色	黄色组织小于 25%，红色组织大于 75%
伤口形状	不规则圆形
伤口周围	色素沉着
伤口潜行	8—15 点有"扇形"潜行约 0.5 cm
伤口边缘	有部分浸渍
细菌培养	大肠埃希菌（++）
渗出液	量大、稀薄
气味	有异味
疼痛评分（NRS）	8 分

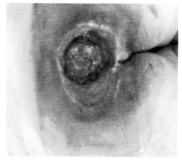

图 4-23-7　VSD 吸引后

【思维导航 -3】

（1）VSD 吸引后，伤口明显缩小，潜行面积扩大，黄色腐肉明显减少，肉芽组织生长较快，患者疼痛剧烈，表明深部组织损伤的纤维化经过负压吸引已经清除干净，清创阶段基本结束。

（2）伤口中大肠埃希菌减少，分泌物量大，无异味，依照 TIME 原则，提供适宜湿性环境，选择恰当敷料，加速伤口愈合。

【治疗过程 -3】

依据 TIME 原则，准确评估，用 0.9% 氯化钠溶液冲洗创面，持续用藻酸盐银离子敷料做内层敷料，外层敷料用康惠尔泡沫敷料封闭，间隔5 天换药 1 次，做好心理安慰工作（图 4-1-8）。

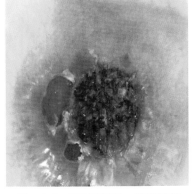

图 4-1-8　VSD 吸引后，换药进展

【转归】

负压吸引治疗 2 个疗程，溃疡面换药 29 次，历经 110 天，切口基本愈合，留一"黄豆大小"伤口（图 4-23-9），疼痛评分为 0，患者于 7 月 13 日离院，嘱伤口用水胶体敷料至伤口完全愈合。患者关节活动度好，精神、食欲好，治疗师继续追踪伤口，7 月 20 日完全愈合（图 4-23-10）。

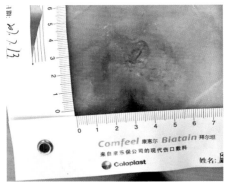

图 4-23-9　肉芽组织生长快

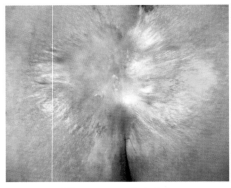

图 4-23-10　完全愈合

点睛之笔

1. 识别压力性损伤的分期很关键，尤其是深部组织损伤期临床表现多种多

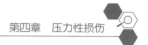

样，即"皮肤完整或破损，局部褐红色或紫色变化，表皮分离后呈现暗红色伤口床或充血性水泡"，需要和不可分期及 2 期压力性损伤相鉴别，需要在实践中慢慢体会。

2. 辨认压力性损伤深部组织损伤期是治疗师选择处置方法的关键。此期压力性损伤可能会迅速发展、暴露组织损伤的实际程度，也可能减压后自行消失而不出现组织损伤，因此首先要减压、观察皮肤进展情况，其次是在损伤组织界限分明后再考虑是否清创。本案例的教训就是没有明确诊断就开始清创导致形成慢性不愈合伤口；如果不冒昧清创，此例压力性损伤或许会向"减压后自行消失"的方向发展。

3. 清创时机、清创方法是本案例的又一重要环节，本案例由于骨科医生、护士伤口知识缺乏，没有识别出深部组织损伤期的损伤性质和深度，也没掌握好深部组织损伤期的处理时机和方法，常规清除黑色组织，导致伤口清创后面积扩大、深度加深，反复锐器清创效果不佳，应用 VSD 吸引治疗 2 个疗程后才得以清创完成。

4. 银离子敷料对伤口局部的细菌定植效果显著，研究显示银离子敷料对所有常见细菌都有作用，包括厌氧性链球菌、脆弱类杆菌、大肠埃希菌、产气荚膜梭菌、铜绿杆菌等，同时银离子还对白色假丝酵母菌等真菌感染有一定的治疗作用。本案例便是银离子敷料应用于大肠埃希菌感染伤口的实践案例，且临床效果满意。

郭锦丽 刘彤

笔记

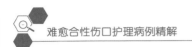

024 骶尾部混合型压力性损伤

压力性损伤是指身体局部组织长期受压，血液循环障碍，局部组织持续缺血缺氧，营养缺乏，致使皮肤失去正常功能而引起的局限性组织损伤和坏死，通常位于骨隆突处，由压力（包括压力联合剪切力）所致。压力性损伤分期为1期、2期、3期、4期、不可分期及深部组织损伤期，不同分期压力性损伤往往并存于同一个伤口。

4期压力性损伤是指全层皮肤和组织的损失，溃疡面暴露筋膜、肌肉、肌腱、韧带、软骨或骨溃疡。伤口床可见腐肉或焦痂。上皮内卷，潜行、窦道经常可见。深度按解剖位置而异。

不可分期压力性损伤是指全层皮肤和组织的缺损因腐肉或焦痂掩盖了组织损伤的程度。一旦腐肉和坏死组织去除后，将会呈现3期或4期压力性损伤。

病历摘要

患者，男性，67岁，主诉：并发不可分期+4期压力性损伤。

【现病史】

患者2020年6月发现骶尾部皮肤破溃，未正规就医，随后骶尾部伤口破溃伴大量恶臭渗出液，12月18日来我院门诊就诊。寡言少语，依从性差，不能有效配合各项治疗。全身曾有多处陈旧性压力性损伤，多采用偏方（外涂溃疡药膏、干燥治疗法、碘伏涂擦等）治疗，已愈合。目前骶尾部伤口破溃伴大量恶臭渗出液，经久不愈，由伤口治疗师接诊。

【既往史】

高血压病史20年，口服硝苯地平缓释片，血压控制尚可；脑梗死病史10余年，遗留左侧肢体偏瘫，间断中医治疗，效果差。

【全身评估 -1】

体温37.3 ℃，脉搏68次/分，呼吸18次/分，血压136/88 mmHg（服用降压药），血氧饱和度95%。身高1.68 m，体重50 kg，BMI 17.7 kg/m^2。自理

能力评分（Brathel 指数评分表）5 分，属于重度依赖；长年卧床，近期大小便失禁。长期处于被动体位，双上肢肌力 3 级，双下肢肌力 2 级，全身各关节僵硬，全身水肿（＋）。家庭经济基础较差，仅有 1 位家属同时照顾 3 位老人，精力不足。

【辅助检查 -1】

白蛋白 28.3 g/L ↓；血红蛋白 108 g/L ↓；钾 3.15 mmol/L ↓；钙 1.90 mmol/L ↓。

治疗与护理

【局部评估 -1】

首诊骶尾部混合性压力性损伤见表 4-24-1、图 4-24-1 及图 4-24-2。

表 4-24-1　首诊骶尾部混合性压力性损伤

伤口位置	骶尾部，靠近肛门
伤口大小	11 cm × 8 cm × 4.5 cm
伤口形状	类似梭形
伤口边缘	部分卷边，边缘浸渍
伤口周围	皮肤干燥，瘢痕组织
伤口颜色	75% 黑色组织 +25% 黄色组织
细菌培养	大肠埃希菌
渗出液	大量
气味	恶臭
疼痛评分（FRS-R 疼痛量表）	静息 2 分，换药 4 分
压疮分期	不可分期 +4 期压力性损伤

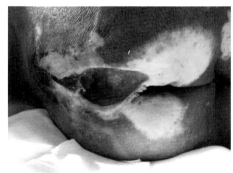

图 4-24-1　首诊伤口

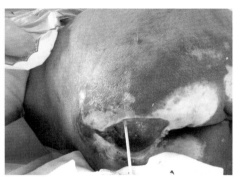

图 4-24-2　窦道测量

【思维导航 -1】

（1）大小便失禁是造成压力性损伤的重要因素之一，指导家属使用接尿器管理小便，保持会阴清洁；采用凡士林纱布填塞患者肛门，定时开放管控大便，避免大小便污染伤口。

（2）部分伤口床有黑色组织覆盖，部分创面上有腐肉覆盖，根据伤口处理TIME 原则，须彻底清除坏死组织，同时进行渗液管理。

（3）伤口分泌物中检出大肠埃希菌，白细胞结果在正常范围内，未出现全身感染症状，伤口局部须采用银离子敷料抗感染。

（4）患者营养状况差，须进行营养支持治疗。

（5）患者伤口长时间不愈合，家庭成员整体焦虑，须做好心理护理。

（6）处理伤口过程中，患者中度疼痛，换药前口服镇痛药。

（7）患者长期卧床，移动受限，年老体弱，指导家属为患者改善支撑面，尽可能站立活动。

【治疗过程 -1】

伤口换药时，患者疼痛评分为 4 分，所以换药前半小时口服 1 粒（0.2 g）塞来昔布胶囊，减轻疼痛。

用碘伏消毒创面及创周皮肤，用镊子及碘伏纱布机械清除坏死组织及坏死骨块，用 0.9% 氯化钠溶液冲洗伤口，清洁创面，内层敷料选择脂质水胶油纱银敷料填塞控制感染（图 4-24-3），外层敷料选择纱布垫覆盖伤口，在外层敷料凹陷处给予棉球加压，使内层敷料不移位，更加贴合伤口。指导社区换药频率为 1 ~ 2 次 / 天；上门随访频率为 1 次 / 周。

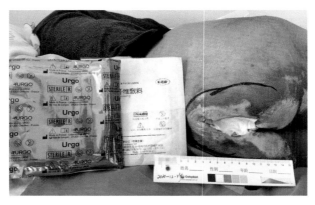

图 4-24-3　伤口局部

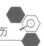

同时给予全身干预，指导患者更换气垫床，有效翻身减压，每日午饭后在
站立架的辅助下被动活动 0.5 ～ 1 小时（图 4-24-4）；
大小便失禁期间，用接尿器管理小便，肛门填塞凡
士林纱布，每 3 ～ 4 小时开放 1 次，管控大便；患
者低蛋白血症，给予输注人血清白蛋白注射液
20 g/d，同时口服蛋白粉双渠道改善患者低蛋白情
况；患者轻度贫血，指导患者通过食补纠正贫血；
患者低钾、低钙，指导患者口服枸橼酸钾颗粒、维
生素 D_3 和钙片调节。

【全身评估 -2】

治疗 1 个月后，患者全身水肿症状明显减轻，
化验指标恢复正常，大小便失禁状态好转，自理能
力及肌力尚未改变。处于抑郁状态。

【局部评估 -2】

骶尾部混合性压力性损伤见表 4-24-2 及图 4-24-5。

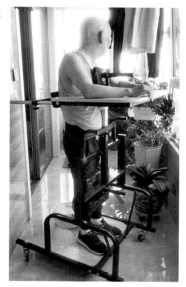

图 4-24-4　患者站立架辅助站立

表 4-24-2　骶尾部混合性压力性损伤

伤口位置	骶尾部
伤口大小	8.5 cm × 4.5 cm × 3 cm
伤口形状	类似梭形
伤口边缘	部分卷边
伤口周围	瘢痕组织
伤口颜色	100% 红色组织
细菌培养	大肠埃希菌
渗出液	中量
疼痛评分（FRS-R 疼痛量表）	静息无痛，换药 2 分
气味	恶臭味

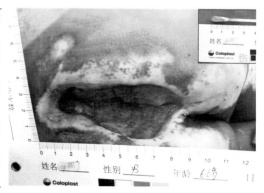

图 4-24-5　伤口局部照片

【思维导航 -2】

（1）伤口基底组织为 100% 红色，此阶段的重点为促进肉芽组织生长，所
以内层敷料更改为脂质水胶体敷料。

（2）患者处于抑郁状态，须多学科合作，请精神科会诊，心理治疗师介

入，给予坦度螺筒抗抑郁药口服治疗，指导家属对其开导，帮助其走出阴影。

（3）第一阶段换药效果显著，提示以上治疗方案正确，适合该患者，可以继续使用。

【治疗过程 -2】

清洁伤口方法同前，有循证依据证实，长期使用银离子敷料，会对伤口正常组织产生细胞抑制性，及时将内层敷料更改为脂质水胶敷料，可以防止对银离子产生耐药性，促进肉芽生长。指导社区换药频率为 3 ～ 4 天 1 次；上门随访频率更改为 2 周 1 次。

全身干预：患者换药时轻度疼痛，不再口服塞来昔布胶囊；每日午饭后在站立架的辅助下被动活动 1 ～ 2 小时，四肢肌力较前稍有好转；低蛋白血症得到纠正，目前只通过口服蛋白粉改善营养状况。其母亲病重，患者处于抑郁状态，一方面可以口服药物缓解；另一方面可以指导家属对其进行开导，加强沟通，必要时心理治疗师介入，帮助其走出阴影，战胜疾病。

【全身评估 -3】

患者大小便可以控制，治疗配合较好。

【局部评估 -3】

骶尾部混合性压力性损伤见表 4-24-3 及图 4-24-6。

表 4-24-3　骶尾部混合性压力性损伤

伤口位置	骶尾部
伤口大小	6 cm × 2.5 cm × 2 cm
伤口边缘	部分卷边
伤口周围	瘢痕组织
伤口颜色	100% 红色组织
细菌培养	大肠埃希菌
渗出液	少量
疼痛评分 （FRS-R 疼痛量表）	静息无痛，换药 2 分
气味	无味

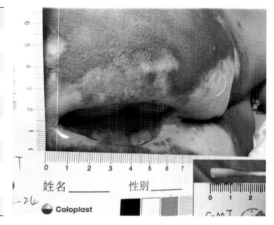

图 4-24-6　伤口局部

【思维导航 -3】

（1）伤口创缘分离较远导致肉芽生长缓慢，阻碍伤口愈合速度。医护联合采用卷边切除＋桥式缝合法（图 4-2-7），便于随着伤口生长情况，适时拉合伤口。

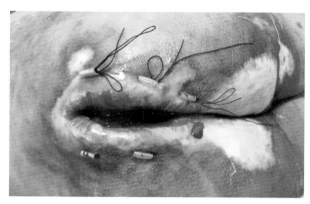

图 4-24-7 桥式缝合法

（2）患者母亲处于临终状态，导致其抑郁加重，继续服用抗抑郁药物缓解。伤口填塞仍然选用脂质水胶敷料，促进肉芽生长，尽快闭合伤口。

【治疗过程 -3】

用 0.9% 氯化钠溶液冲洗伤口，协助骨科医师在局麻下切除伤周卷边，促进伤口上皮化；采用桥式缝线法拉合伤口，具体操作由骨科医师进行，在缝线处采用塑料套管减压，并且给予活结（图 4-24-7），便于随着伤口生长情况，适时拉合伤口。伤口敷料填塞同上一阶段。指导社区换药频率为 3 ～ 4 日 1 次；上门随访频率仍为 2 周 1 次。

全身干预：每日在站立架的辅助下被动活动 2 ～ 4 小时，四肢肌力较前好转；低蛋白血症已纠正，继续口服蛋白粉。患者处于抑郁状态，一方面口服药物缓解；另一方面指导家属对其进行开导，加强沟通，必要时心理治疗师介入，帮助其走出阴影，战胜疾病。

【全身评估 -4】

患者各项治疗配合好，其母亲病逝，患者被家属带回老家处理后事，治疗可能中断。

【局部评估 -4】

骶尾部混合性压力性损伤见表 4-24-4 及图 4-24-8。

表 4-24-4　骶尾部混合性压力性损伤

伤口位置	骶尾部
伤口类型	慢性伤口
伤口大小	4 cm × 1 cm × 0.5 cm
伤口周围	伤周清洁，卷边改善
伤口颜色	100% 红色组织
肢体活动	关节僵硬，左侧肢体偏瘫
细菌培养	大肠埃希菌
渗出液	少量
疼痛评分 （FRS-R疼痛量表）	静息无痛，换药 1 分
气味	无味

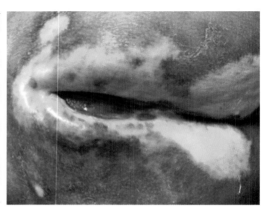

图 4-24-8　伤口局部

【思维导航 -4】

伤口肉芽填充良好，处理重点为上皮爬行，更改敷料为水胶体敷料。

【治疗过程 -4】

0.9% 氯化钠溶液冲洗伤口，此阶段伤口敷料只用水胶体敷料覆盖伤口即可，保持伤口湿性愈合，促进伤口上皮化。换药频率为每 5 日更换水胶体敷料 1 次。

全身干预：每日在站立架的辅助下被动活动 3 ～ 4 小时，四肢肌力较前好转；继续口服蛋白粉改善营养状况。口服抗抑郁药物缓解，并指导家属对其进行开导，告知其伤口接近愈合，帮助战胜疾病。

【转归／随访】

经过约 5 个月的伤口治疗，伤口最终完全愈合。

2 个月后随访，患者伤口愈合好，各项预防措施执行良好（图 4-24-9）。

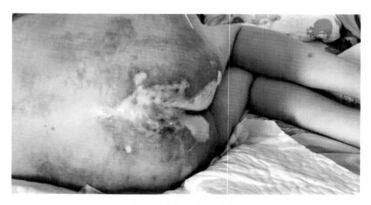

图 4-24-9　伤口愈合

【健康指导】

（1）患者居家治疗，缺乏基础的医疗知识，伤口治疗师要讲解预防压力性损伤的必要性及措施，告知家属预防重于治疗。

（2）伤口治疗师建议患者家属关注原发病，减少并发症的发生。定时复查，不适随诊。

（3）伤口治疗师和家属互留微信，有问题及时沟通。

点睛之笔

1. 不同分期压力性损伤往往并存于同一个伤口，作为伤口治疗师，一定要正确识别分期，根据分期采取相应的护理措施。

2. 压力性损伤最主要的治疗是减压到位，指导患者正确使用减压措施，通过体位变化，加强营养，改善全身营养状况，降低压力性损伤的复发。

3. 失禁性皮炎是压力性损伤的独立危险因素，对于此类脑梗死老年患者，大小便失禁是导致压力性损伤最多见的危险因素。管控好大小便，伤口才可以尽快愈合。

4. 当伤口床完全准备好，肉芽生长需要一定时间才能愈合时，可以考虑及时请医师介入，借助外科手段尽快关闭伤口。

薛敏　吴芳　刘彤

025　高龄患者复杂压力性损伤

　　压力性损伤的治疗是一个全球性的健康问题。老年人因皮肤反应迟钝、皮肤弹性下降、皮下脂肪萎缩变薄等因素成为压力性损伤的高发人群，且 60 岁以上老年人以 3、4 期压力性损伤为主，平均发病年龄为 64.21 岁。随着人口老龄化进程的加快与人均寿命的延长，有关压力性损伤的治疗越来越引发社会及各级医疗机构和患病家庭的关注。居家养老与养老机构为老年人压力性损伤发生的主要场所。

病历摘要

　　患者，女性，86 岁，主诉：腰骶部疼痛 4 个月，发热 3 天。

【现病史】

　　患者 4 个月前在家中发生腰椎压缩性骨折，行卧床保守治疗。卧床 1 个月后发现骶尾部皮肤发黑，继而发生破溃，在家自行给予碘伏局部换药。期间间断发热，中药（具体不详）治疗后恢复正常。3 天前患者体温高达 37.8～38.5 ℃，在家用药控制差，2 天后体温达 39.8 ℃，为求治疗，紧急送医，急诊入院。

【既往史】

　　患者高血压 30 余年，帕金森综合征 20 余年，老年痴呆 2 年，干燥综合征 20 余年。平素口服相关药物控制，病情稳定。2012 年行腰椎椎管狭窄减压术，2018 年行左髋关节置换术。无食物、药物过敏史。

【全身评估 -1】

　　患者神志模糊，精神差，言语不清，对答不切题，查体欠合作。双肺呼吸音粗，持续吸氧，呼吸均匀。慢性病容貌，营养中等，被动体位，平卧位休息。食欲、睡眠差。体温 39.2 ℃。

【辅助检查 -1】

　　实验室检查：白细胞计数 8.39×10^9/L ↑，C- 反应蛋白 194.00 mg/L ↑，红细胞沉降率 54 mm/h ↑，降钙素原 59.92 ng/mL ↑，血红蛋白 121 g/L，血清白蛋白 30.90 g/L ↓，钾 3.86 mmol/L ↓，钠 129.00 mmol/L ↓，钙 2.03 mmol/L ↓。

影像学检查：X 线检查显示双侧肺炎，左侧胸腔、心包积液，双侧胸膜增厚（图 4-25-1）。

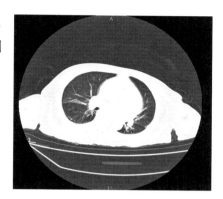

图 4-25-1 X 线检查

治疗与护理

【局部评估 -1】

首诊局部评估见表 4-25-1、图 4-25-2 及图 4-25-3。

表 4-25-1 首诊局部评估

伤口位置	骶尾及右臀部
大小	0.5 cm × 0.5 cm（可见伤口）
渗出液	少
基底组织	不可见
气味	臭
潜行 / 窦道	以可见伤口为中心不同程度潜行；股骨后侧有盲点，探不到底（中号弯钳）
周围皮肤	红肿（> 20 cm × 25 cm）
疼痛评分（NRS）	6 分
细菌培养及药敏结果	待回报

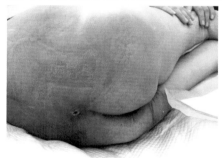

图 4-25-2 首诊局部评估

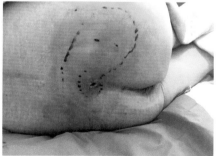

图 4-25-3 潜行范围

【思维导航 -1】

（1）积极控制全身感染，全身营养支持，完善感染指标的检测，运用敏感抗生素。

（2）全面的局部评估可见伤口小，潜行广泛，表明压力性损伤已波及深层组织，须畅通引流，清除坏死组织。

（3）鉴于患者全身条件差，无法耐受外科大切口清创术，拟行小切口冲洗引流术。

（4）在明确诊断的基础上，寻找致病因素，解除不良因素刺激，加强照护人员的专业教育，保证有效的局部解压。

【治疗过程 -1】

局部处理：患者取左侧卧位，铺无菌单，常规消毒骶尾部皮肤，局部浸润麻醉后，以溃疡为中心，探明潜行范围，探查到筋膜间不同深度有多个间隔无效腔形成，潜行窦道向右臀部—股骨外侧延伸，大于 30 cm；无效腔采用低位小切口处理，理清潜行区域筋膜间潜腔关系，腔与腔之间尽量不贯通；用大量0.9% 氯化钠溶液冲洗伤口，清洗过程中有大量黄色伴恶臭液体流出，清洗至"脓—血"混合状态，留取伤口分泌物送检。采用改良式负压装置进行潜腔间的渗液管理（图 4-25-4），压力设定为 150 ~ 225 mmHg；吸引模式：持续；护理要点：监测压力波动和吸引效果。

全身干预：经验性使用抗生素进行全身抗感染治疗；给予补液、补蛋白、纠正电解质紊乱、内科药物综合治疗。留置胃管进行肠内营养，改善患者营养状态。

解除不良睡姿，指导患者家属采用左仰卧与右侧卧相交替进行卧床休息。不良支撑面（图 4-25-5）为压力性损伤的根本原因，将支持面更换为一体式气垫床。

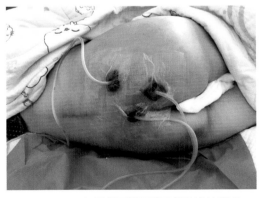 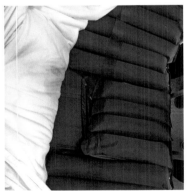

图 4-25-4　负压装置进行潜腔间的渗液管理　　　图 4-25-5　不良支持面

【全身评估 -2】

治疗 1 周，患者各项治疗配合好，体温逐渐回落，2 天后持续高热转变为间断发热。

【辅助检查 -2】

C- 反应蛋白 96.80 mg/L，血清白蛋白 25.20 g/L，钾 2.65 mmol/L，钠 129.00 mmol/L，钙 1.61 mmol/L。

【局部评估 -2】

1 周局部评估见表 4-25-2 及图 4-25-6。

表 4-25-2　1 周局部评估

伤口位置	骶尾及右臀部
渗出液	大量
基底组织	黄色
气味	恶臭减退
潜行 / 窦道	向股骨侧后方延伸 > 30 cm
周围皮肤	骶尾部红肿明显消退 股骨侧后方红肿明显
疼痛评分（NRS）	3 分
细菌培养结果	大肠埃希菌（伤口分泌物） 白念珠菌（痰液） 白念珠菌（粪便） 大肠埃希菌（粪便正常菌群，未见）

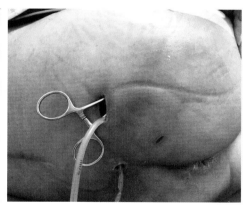

图 4-25-6　潜行及红肿延伸方向

【思维导航 -2】

（1）经过 1 周治疗，患者骶尾部渗液得到有效控制，感染潜行病灶范围逐渐明确，向股骨侧后方延伸。患者感染处于持续状态，继续加强局部坏死组织和细菌负荷的管理和治疗。

（2）针对标本细菌培养结果进行针对性用药，继续全身内科综合调控。肠道菌群失调明显，观察大便形状和频次，在注意药物调控的同时，做好肛周皮肤护理。

【治疗过程 -2】

局部处理：患者取左侧卧位，铺无菌单，常规消毒骶尾部及右臀部皮肤；以止血钳探查窦道盲点为中心，逐层注射 2% 利多卡因注射液，进行局部麻醉，小切口暴露窦道盲点病灶；以切口为冲洗口，超声水刀充分冲洗窦道延伸端，可见大量伴有恶臭的黄色脓液排出；之后用保守锐器清创，清除黑色及黄色坏死筋膜组织；沿小切口处置入冲洗管，进行大量 0.9% 氯化钠溶液滴灌治疗，切口及窦道填充负压海绵，采用持续负压引流装置，进行渗液和冲洗液管理；压力设定为 225～300 mmHg，吸引模式为持续。护理要点：监测压力波动和吸引效果，滴注速度为 40～60 gtt/min，每小时快冲 1 次，防止冲洗管堵塞。初始窦道口用藻酸盐敷料填充，用泡沫敷料覆盖（图 4-25-7）。

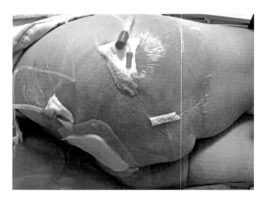

图 4-25-7　滴灌治疗联合持续负压引流

全身干预：合理搭配食谱，继续肠内营养；留置胸腔引流管，继续雾化化痰与扣背排痰相结合，治疗肺部感染；胸腔引流液化验回报：结核分枝杆菌；结核菌素试验（+++），遂进行抗结核治疗，并注意呼吸道隔离；纠正低蛋白血症，纠正电解质紊乱治疗同前；通过口服活菌素与加强肛周护理，来应对肠道菌群失调问题。

【全身评估 -3】

治疗 5 周后，患者神志间断清楚，精神好转，仍答不切题。低流量吸氧，拔除胸腔引流管，呼吸均匀。慢性病容貌，营养中等，被动体位，侧卧位交替休息。食欲、睡眠好，拔除胃管。体温正常。

【辅助检查 -3】

血红蛋白 96 g/L，血清白蛋白 26.90 g/L，钾 4.00 mmol/L，钠 138.00 mmol/L，钙 2.02 mmol/L。

【局部评估 -3】

5 周局部评估见表 4-25-3、图 4-25-8 及图 4-25-9。

表 4-25-3　5 周局部评估

伤口位置	骶尾及右臀部
渗出液	大量
基底组织	红色肉芽组织
气味	无
潜行 / 窦道	18 cm
周围皮肤	红肿消退
疼痛评分（NRS）	2 分

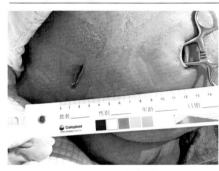

图 4-25-8　切口间窦道 13 cm　　图 4-25-9　股骨外侧延伸窦道 5 cm

【思维导航 -3】

（1）机体内环境稳定，感染指标回落。继续全身调控，患者无结核病病史及接触史，考虑是机体免疫低下所致，所以继续全身药物及饮食营养支持治疗。

（2）局部停止滴灌治疗联合持续负压治疗，改为间断负压吸引模式，促进肉芽组织生长。

（3）开始进行四肢及关节功能锻炼，预防废用综合征。

【治疗过程 -3】

局部处理：患者取左侧卧位，铺无菌单，常规消毒骶尾部及右臀部皮肤；将 0.9% 氯化钠纱布深入窦道由内向外机械摩擦创面，以清除残留碎屑组织，至新鲜血渗出为止，仅创口覆盖负压引流装置，压力设定为 150 mmHg，吸引模式为间断（吸 5 分钟，停 2 分钟）模式。护理要点：监测压力波动和吸引效果，促进肉芽组织填充窦道空腔。骶尾部原窦道口周围潜行范围较前有明显缩小，处理同前（图 4-25-10）。

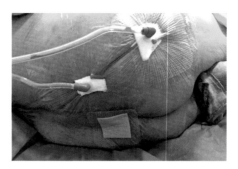

图 4-25-10　间断负压吸引治疗

全身干预：患者精神较前好转，咀嚼功能恢复，停鼻饲饮食，改为高营养高维生素经口膳食。协助患者间断床边坐位休息，上肢主动功能锻炼，下肢被动功能锻炼，每日 2 次，每次 15 ～ 20 分钟。

【转归／随访】

治疗 8 周，窦道肉芽填充良好（图 4-25-11），严密观察伤口情况，切口及原窦道口采用外科缝合手段逐个闭合。

治疗 12 周，创面愈合（图 4-25-12）。

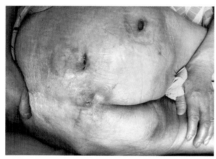
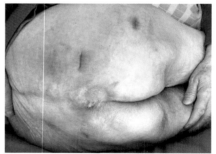

图 4-25-11　窦道肉芽填充良好　　　　图 4-25-12　创面愈合

2 个月随访，创面未复发，患者在助行器辅助下可行走，生活质量明显改善。

点睛之笔

1. 压力性损伤的治疗是一项涉及多学科的非常复杂且治疗费用高昂的健康问题。该案例能收到满意的临床效果，一方面得益于心内科、呼吸科、药学部、骨科、营养科、伤口护理专科等学科的及时介入；另一方面依托了微生物实验室、伤口敷料、负压引流装置等先进的辅助诊疗技术。

2. 负压引流技术是近年来提出的伤口治疗新方法，经过实验研究和临床应用研究证明该技术可增强引流效果，减少细菌定植，提供一个洁净的伤口床，有利于组织生长和防止感染加重；可增强慢性伤口表皮基底细胞、成纤维细胞、血管内皮细胞的增生活性，促进慢性伤口修复细胞的有丝分裂和细胞增生，从而加速肉芽的生长速度，促进愈合，减轻伤口周围组织水肿，促进血液循环，是一项安全、有效、省时且经济的治疗技术。

3. 现有压力性损伤分期有局限性。目前压力性损伤使用最广泛的是NPUAP/EPUAP 压力性损伤分类系统，该系统仅包括伤口的深度，根据受累的深度分为 1 ～ 4 期、深部组织损伤期和不可分期。此分类系统中的 3 期和 4 期均可能伴有潜行，该案例中原始溃疡仅黄豆大小，但最终伴随长达 10 余厘米潜行。将其鉴定为 3 期还是 4 期值得进一步探讨。

刘宏　佟金瑜　郭锦丽　刘彤

026　成人先天性马蹄内翻足畸形足底溃疡

马蹄内翻足是一种复杂的足踝畸形，成年人马蹄内翻足多由先天性马蹄内翻足未治疗或治疗后复发、脊髓灰质炎后遗症、脑瘫、外伤导致，其病理改变为严重的软组织挛缩和骨关节畸形，患者年龄越大，骨与关节病变越严重，治疗难度也越大。应用 Ilizarov 技术对牵伸性组织进行深入研究，利用张力—应力法则，并应用该理论及其研制的环形外固定装置在临床已治愈了大量疑难的骨科疾病。Ilizarov 技术可以对骨与软组织进行缓慢的牵拉矫形，很大程度上减轻了软组织损伤，也可对足的多平面进行矫形。因此，Ilizarov 技术广泛地被应用于各种原因导致的马蹄内翻足患者，且有满意的临床效果。

马蹄内翻足畸形伴有负重区慢性溃疡者多见于脊柱裂、脊髓损伤或创伤后遗症，由于负重区感觉异常及神经营养障碍，容易出现反复发作不易愈合的压力性损伤，严重者可深达骨组织而引起骨髓炎、自发性截趾。此类溃疡多属于负重点异常引起的压力性损伤，不仅严重影响了患者的日常生活质量，还严重干扰了畸形足矫正的治疗进程。因此，溃疡伤口的治疗应引起伤口治疗师的重视和关注。

📋 病历摘要

患者，男性，29 岁。主诉：马蹄内翻足 29 年，左足皮肤伤口迁延不愈。

【现病史】

患者自出生时左足内翻畸形，2 岁时当地医院诊断为先天性马蹄内翻足，行相关手术治疗后（具体不详），症状不缓解，于 2010 年就诊于相关医院，建议行截肢手术治疗，患者及其家属未予采纳，回家行保守治疗。2021 年 4 月患者感足部皮肤伤口加重，就诊于我院门诊，建议手术治疗先天性马蹄内翻足并同时处理伤口，因经济原因未住院，现为求进一步治疗，就诊于我院门诊（图 4-26-1）。

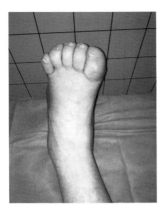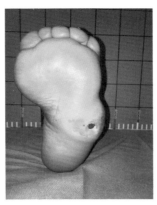

图 4-26-1　患者资料

【既往史】

患者 1 岁时因腰椎肿物行手术治疗。无高血压、糖尿病、心脏病病史，无外伤史、输血史；无药物、食物过敏史。

【全身评估 -1】

患者神志清楚，精神尚可，神情焦虑。生命体征平稳，无发热症状，体型匀称。

【辅助检查 -1】

左足 X 线片见图 4-26-2。

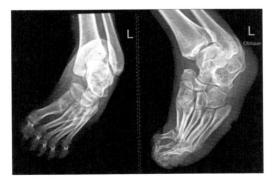

图 4-26-2　左足 X 线

治疗与护理

【局部评估 -1】

首诊局部评估见表 4-26-1 及图 4-26-3。

表 4-26-1　首诊局部评估

伤口位置	左足
伤口大小	1 cm × 1 cm
渗出液	少量淡粉色分泌物
基底组织	尚无法分辨
周围皮肤	胼胝包绕
疼痛评分（NRS）	1 分（患者足部痛温觉不敏感）
细菌培养结果	肺炎克雷伯菌

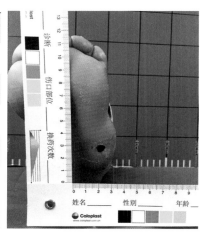

图 4-26-3　首诊局部评估

【思维导航 -1】

（1）溃疡成因明确，为异常负重着力点导致的压力性溃疡。根治方法唯有恢复跖行足，解除对溃疡区的压迫和改善局部血液循环是溃疡愈合的基础。

（2）矫正畸形手术与溃疡伤口的关系：有序分期治疗。第一期，治疗局部压力性损伤溃疡伤口，直至伤口愈合。第二期，利用环形外固定架及微创肌腱松解矫形手术，纠正足部畸形。第三期，康复与锻炼。

（3）很明显，局部伤口治疗是完成畸形矫正手术的先决条件，局部完整良好的皮肤条件和溃疡处骨组织不受感染侵袭，都为后期的无菌矫形手术打下了坚实的软组织基础，需要高度重视和尽快完成。

【治疗过程 -1】

局部处理：用钝性器械探明伤口空腔（图 4-26-4）。伤口空腔内以抗菌油纱甩尾填充，利用水凝胶水化作用，软化胼胝。最外层用泡沫敷料密闭伤口。换药频率以 3 ～ 5 天 / 次为宜。

全身干预：介绍成功案例，降低患者心理顾虑。指导患者改变出行方式，由挂拐变为轮椅出行，最大限度减轻足部的压力损伤。

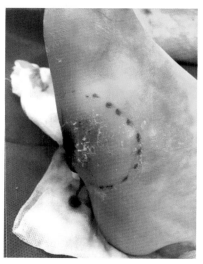

图 4-26-4　探查空腔

笔记

【全身评估 -2】

患者无特殊不适，各项治疗配合好。

【局部评估 -2】

局部评估见表 4-26-2 及图 4-26-5。

表 4-26-2　局部评估

伤口位置	左足
伤口大小	1 cm × 1 cm
渗出液	少量血性液
基底组织	100% 红色组织
周围皮肤	浸渍明显，胼胝软化
疼痛评分（NRS）	1 分

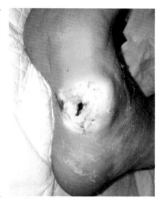

图 4-26-5　软化胼胝

【思维导航 -2】

（1）胼胝体是角化的上皮细胞，没有生长能力，会阻碍伤口愈合。

（2）对于胼胝体的清除，不能一次彻底清除，需要分次分批清理。

（3）合理局部减压是预防胼胝再生的有效手段。

【治疗过程 -2】

局部处理：伤口及周围皮肤浸渍后，可以达到软化胼胝的作用。软化后，可以机械修剪一部分胼胝，以充分暴露伤口基底（图 4-26-6）。清洁伤口周围皮肤；用藻酸盐类敷料填充残余无效腔，吸收少量渗液；外层敷料同前。延长至 7 ～ 10 天换药 1 次。在治疗过程中，陆续修剪胼胝，可以采用搓锯钝性摩擦局部（图 4-26-7）。伤口治疗同前，治疗 8 周后可见伤口肉芽填充良好（图 4-26-8），治疗 9 周后，局部压力性溃疡愈合（图 4-26-9）。

全身干预：病情得到有效控制，继续轮椅出行。

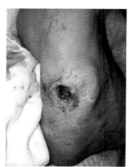 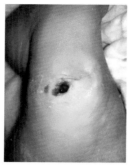 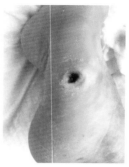 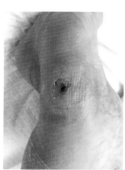

图 4-26-6　充分暴露基底　图 4-26-7　修剪胼胝　图 4-26-8　填充良好　图 4-26-9　愈合

【全身评估 -3】

患者无特殊不适，各项治疗配合好。

【局部评估 -3】

治疗 2 个月后局部评估见表 4-26-3 及图 4-26-10。

表 4-26-3　局部评估

伤口位置	左足
伤口大小	愈合
周围皮肤	完好，无胼胝体
疼痛评分（NRS）	0 分

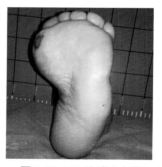

图 4-26-10　治疗 2 个月

【思维导航 -3】

（1）经过 2 个月的观察随访，患者足底压力性溃疡愈合良好，病情稳定（图 4-26-10，注：第一足底伤口为患者的不慎烫伤，与本案例无关）。考虑择期行足部畸形矫正手术。

（2）术后做好外固定架健康教育，注意微创切口和针道护理。

（3）配合矫形处方进行外固架空间畸形矫正，预防并发症发生。

【治疗过程 -3】

局部处理：患者在复合麻醉下行足部肌腱松解术、跟骨截骨术、足三关节融合术、应用环形外固定架系统、足趾肌腱移位矫形术。术后 10 天，足底形态如图 4-26-11 所示。术后切口及针道常规换药处理（图 4-26-12）。

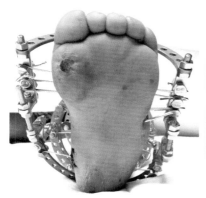

图 4-26-11 术后足底形态

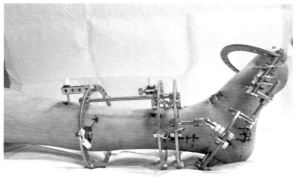

图 4-26-12 术后

全身干预：病情得到有效控制，鼓励患者恢复拄拐出行，指导双拐使用注意事项，患肢可逐渐负重，预防外固定架针道感染。注意出行安全，防止跌倒等意外发生。

【转归／随访】

术后 104 天，足底形态如图 4-26-13 所示。

术后 118 天，拆除外固定架后，足底形态如图 4-26-14 所示。

术后 4 个月随访，患者下肢力线及足部形态保持良好（图 4-26-15），且足部功能良好，可足底负重行走。

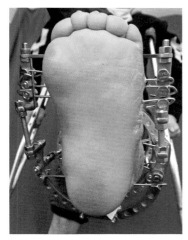

图 4-26-13 术后 104 天

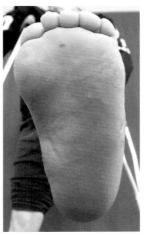

图 4-26-14 术后 118 天

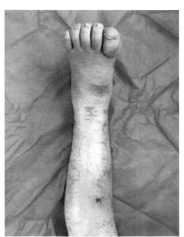

图 4-26-15 矫正后下肢形态

点睛之笔

1.随着足底压力的增加，角质形成细胞活性增强而形成胼胝体。胼胝体的形成，增加了压力负荷，特别容易发生溃疡。一项针对胼胝体对足底压力和溃疡形成的临床研究表明足部压力得到改善后，局部压力明显下降，胼胝与溃疡便能得到有效预防与控制。患者由于穿鞋不当，容易在足部负重区或经常摩擦的部位形成较厚的胼胝体。切除胼胝体可以降低局部压力而避免溃疡，该方法简单、有效、成本低，但是复发率高，无法消除胼胝及防止溃疡的发生。

2.在国外有专门的足病专业，足部胼胝及溃疡足患者能得到及时正确的治疗。也从侧面提醒我国医疗相关人员，应拓宽和规范足病治疗路径，使患者也能接受有效且正规的治疗。本案例提供了一种可以分期彻底治疗因着力点异常引发的胼胝及压力性溃疡的方案，以便相关人员参考。

刘宏　王宝娜　刘彤

第五章
血管及免疫疾病伤口

027 白塞病致左下肢广泛性皮肤溃疡继发隐球菌感染

白塞病是一种全身性免疫系统疾病，属于血管炎的一种，其可侵害人体多个器官，包括口腔、皮肤、关节肌肉、眼睛、血管、心脏、肺和神经系统。此病需要规律的药物治疗，包括各种皮质类固醇、免疫调节药物，不治疗则预后不良，严重危及生命。

📋 病历摘要

患者，男性，24岁，主诉：白塞病（肺血管炎、肺内空洞形成），左下肢皮肤软组织溃疡继发隐球菌感染。

笔记

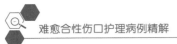

【现病史】

于 2017 年 4 月 6 日，因左下肢红、肿、热、痛，皮肤结节、水疱破溃，关节活动受限 1 个月，入住我院免疫科。

【既往史】

4 年前因间断发热、咯血、口腔外阴溃疡，诊断为白塞病，患者持续用大剂量激素、多种免疫抑制剂治疗。

【全身评估 -1】

体温 38.5 ℃，脉搏 105 次 / 分，呼吸 30 次 / 分，血压 143/88 mmHg。患者库欣貌，躯干、肢体多发粗大紫纹，皮肤菲薄。

【辅助检查 -1】

B 超示双下肢动静脉无异常，肝、胆、脾、肾无异常，腹股沟淋巴结肿大；肺部 CT 示右下肺空洞扩大，左下肺新发空洞；动态心电图示窦性心动过速，105 次 / 分。

实验室检查：TP-Ab（－），HIV（－），ANCA（－），乙肝五项正常，EOS 正常，抗核抗体谱正常，红细胞沉降率 27 mm/l ↑，C- 反应蛋白 202 mg/L ↑，N 末端 B 型钠尿肽原 316 pg/mL ↑，总蛋白 53 g/L ↓，血红蛋白 94 g/L ↓，肌酐 106 μmol/L ↑，白细胞 9.65×10^9/ ↑，淋巴细胞 7.4% ↓，单核细胞 16.4% ↑，血糖 2.0 mmol/l ↓。

病原学检查：血培养示新型隐球菌（＋）、分枝杆菌（－）；痰培养示新型隐球菌（＋）；脑脊液培养示新型隐球菌（＋）、细菌涂片（－）；痰液涂片示肺炎克雷伯菌（＋）、革兰阴性杆菌（＋）、革兰阳性球菌（＋）、抗酸染色（－）；脓液真菌涂片示新型隐球菌（＋）、酵母样孢子（＋）、真菌孢子（＋）、抗酸染色（－）；皮肤拭子示新型隐球菌（＋）。

治疗与护理

【局部评估 -1】

首诊左下肢"蜂窝"状溃疡见表 5-27-1 及图 5-27-1。

笔记

表 5-27-1　首诊左下肢"蜂窝"状溃疡

伤口位置	左下肢前、后、内侧
伤口大小	广泛性溃疡合并脓腔
伤口颜色	100% 黑色
伤口形状	蜂窝状
伤口周围	色素沉着
伤口类型	慢性伤口
肢体活动	乏力、关节活动障碍
细菌培养	新型隐球菌
渗出液	中等量
气味	无异味
疼痛评分（NRS）	9 分

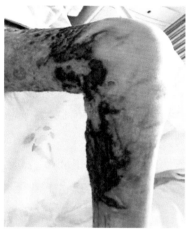

图 5-27-1　左下肢"蜂窝"状溃疡

首诊左大腿内侧"梭形"切口见表 5-27-2 及图 5-27-2。

表 5-27-2　首诊左大腿内侧"梭形"切口

伤口位置	左下肢股骨中段内侧
伤口大小	7.0 cm × 5.0 cm × 2.5 cm
伤口颜色	100% 黑褐色
伤口形状	类梭形
伤口周围	色素沉着
伤口潜行	11—3 点均有潜行，4.5～7.5 cm，11 点最深
伤口边缘	不整齐、部分发黑
细菌培养	新型隐球菌
渗出液	大量
疼痛评分（NRS）	9 分
气味	无异味

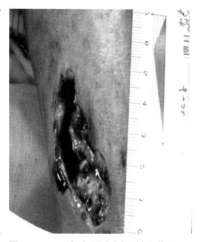

图 5-27-2　左大腿内侧"梭形"切口

【思维导航 -1】

（1）患者伤口疼痛剧烈：疼痛部位为左下肢伤口，关节活动受限，伤口治疗时必须做好疼痛护理。

（2）细菌、真菌感染：伤口脓物、痰液、血液、脑脊液、皮肤表面均检出新型隐球菌，红细胞沉降率、白细胞结果均提示患者存在严重感染，在全身抗

笔记

细菌、抗真菌的同时，需要对伤口局部进行多种抗感染的措施。

（3）左下肢广泛的"蜂窝"状不规则溃疡面被黑褐色焦痂覆盖，无法判断溃疡面的组织颜色、深度，需要做彻底的清创。

（4）左大腿内侧"梭形"切口床布满黑黄色腐肉，分泌黄褐色脓液，边缘不齐有黑色坏死组织，伤口边缘有不规则潜行，也需要做彻底的清创。

（5）本案例根据伤口具体情况，先处理伤口边缘再保湿，采用了 TIEM 原则：T.清除坏死组织；I.局部抗感染治疗；E.伤口边缘处理；M.保持湿性环境，依次进行清创、银离子抗感染、修剪伤口边缘、伤口密封包扎保湿。

（6）患者出现食欲缺乏、睡眠形态紊乱问题，须做好营养支持、睡眠护理。

（7）患者伤口迁延不愈长达 2 月余，精神萎靡，失去治疗的信心，需要做好心理安慰工作。

【治疗过程 -1】

患者精神萎靡，少言寡语。入院后给予激素、免疫抑制、抗感染、抗真菌治疗，溃疡面局部给予盐水冲洗、碘伏消毒、溃疡油涂搽，创面行干燥治疗；患者 6 月 17 日突然高热，左下肢大腿内侧硬结，发红、疼痛、肿胀明显；6 月 19 日骨科医师会诊，行脓腔切开术，之后体温稳定在正常范围内，从 6 月 22 日由伤口治疗师接诊伤口。

伤口换药时，患者疼痛难忍、大汗淋漓，皮下注射吗啡 10 mg 后，疼痛减轻。用 37 ~ 40 ℃温度水淋浴伤口床，纱布、毛刷清洗创面坏死组织，止血钳、镊子钳夹痂皮腐肉，注射器抽吸 0.9% 氯化钠溶液加压冲洗创面，挤清创胶入伤口床，银离子藻酸盐敷料填塞溃疡面，密闭的泡沫敷料封闭伤口，无边泡沫敷料处再用纱布绷带固定，此方案每 4 天实施 1 次，共 5 次。同时静脉用抗细菌、抗真菌药物进行全身治疗（图 5-27-3 ～图 5-27-6）。

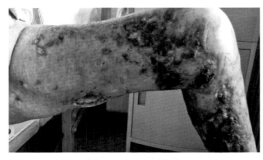
图 5-27-3 清创前

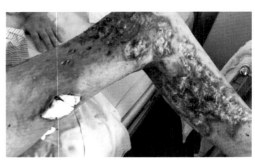
图 5-27-4 清创后

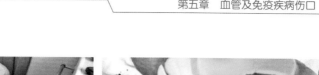

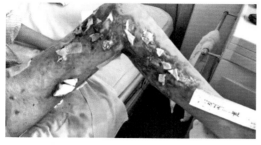

图 5-27-5　清创胶 + 藻酸盐敷料

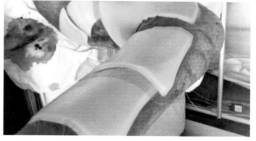

图 5-27-6　泡沫敷料封闭伤口床

【全身评估 -2】

患者体温正常，精神、食欲好，各项治疗配合好。

【局部评估 -2】

左下肢"蜂窝"状溃疡见表 5-27-3 及图 5-27-7。

表 5-27-3　左下肢"蜂窝"状溃疡

伤口位置	左下肢前、后、内侧
伤口类型	慢性伤口
伤口大小	20% 溃疡愈合
伤口形状	蜂窝状、不规则
伤口周围	色素沉着
伤口颜色	红润
肢体活动	关节活动自如
细菌培养	新型隐球菌
渗出液	中等量
疼痛评分（NRS）	6 分
气味	无异味

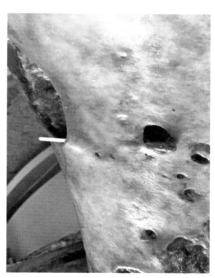

图 5-27-7　左下肢"蜂窝"状溃疡

左大腿内侧"梭形"切口见表 5-27-4 及图 5-27-8。

表 5-27-4　左大腿内侧"梭形"切口

伤口位置	左下肢股骨中段内侧
伤口大小	9 cm × 5 cm × 2.5 cm
伤口颜色	切口床基底红色组织大于 50%
伤口形状	类梭形
伤口周围	色素沉着
伤口潜行	切口周围潜行愈合 30%，皮下 5 点部位潜行与窦道贯通，窦道扩大至 2.5 cm × 2 cm × 1.8 cm。
伤口边缘	不整齐
细菌培养	新型隐球菌
渗出液	大量
疼痛评分（NRS）	6 分
气味	无异味

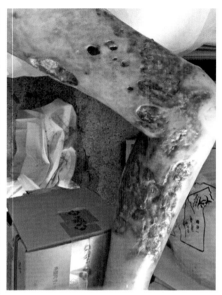

图 5-27-8　左大腿内侧"梭形"切口

【思维导航 -2】

（1）下肢广泛的溃疡面愈合 20%，效果明显，提示以上治疗方案正确，适合该患者可以继续使用该方案。

（2）左大腿内侧脓腔切口扩大，切口周围潜行愈合 30%，且部分潜行与窦道贯通，提示该部位感染严重，清创后组织缺损多，肉芽组织生长缓慢，需要使用负压伤口治疗技术，加快空腔切口愈合。

（3）换药时患者仍然主诉疼痛，疼痛评分降低，换药前半小时继续使用止疼药。

【治疗过程 -2】

每次换药前，仍然皮下注射吗啡 10 mg，溃疡面处理方法同上，用银离子油纱代替银离子藻酸盐敷料，脓腔切口内安置负压伤口治疗材料，导管接壁挂负压吸引器，压力调节为 –0.03 MPa，持续负压吸引 1 周，共 2 个疗程（图 5-27-9、图 5-27-10）。

笔记

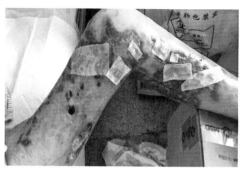
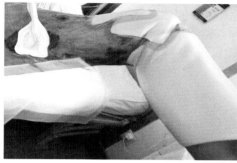

图 5-27-9　银离子油纱代替银离子藻酸盐敷料　　　图 5-27-10　大腿内侧脓腔切口负压治疗

【转归】

负压伤口治疗 2 个疗程，溃疡面换药 10 次，每 7 天换药 1 次，左下肢溃疡面愈合 90% 以上，脓腔切口明显变浅、变小至 6 cm×4 cm×1.5 cm，伤口床基底红色组织 100%，边缘内卷，切口周围潜行基本愈合，窦道缩小至 1 cm×1.5 cm×1.5 cm，疼痛评分 6 分，关节活动度恢复，患者精神好转，有问有答，主动交流。由于经济原因，内科治疗已结束，10 月 3 日患者要求离院带敷料自行换药，伤口治疗师继续追踪（图 5-27-11、图 5-27-12）。

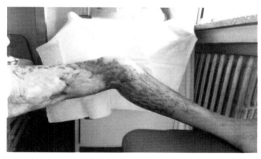
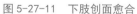
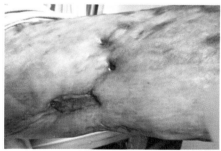

图 5-27-11　下肢创面愈合　　　　　　　图 5-27-12　大腿内侧脓腔伤口愈合

【出院指导】

（1）患者家住农村，医疗条件差，缺乏医疗知识，伤口治疗师须讲解回家继续治疗的必要性，制定具体治疗方案，记录在病历本上。

（2）伤口治疗师向患者及家属演示换药的过程，讲解测量伤口的具体方法，讲解为伤口留取影像资料的方法，讲解各种敷料的使用方法。

（3）责任护士讲解治疗白塞病的服药方法、注意事项、复诊时间。

（4）伤口治疗师与患者互留微信号，及时联系。

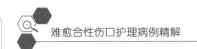

点睛之笔

1. 清创技术是本案例的重要环节。本例患者从皮肤表面、伤口脓液中均检测到新型隐球菌、酵母样孢子、真菌孢子，表明新型隐球菌的数量很多，因此在伤口治疗中，应用水疗、脉冲式灌洗、外科清创、机械清创、自溶清创多种清创技术。特别是水疗法对患者伤口进行涡流浴，让旋转的水来软化并松解坏死组织，适用于有巨大伤口或有坏死组织软化的患者。

2. 应用湿性愈合理论，结合新型敷料进行伤口治疗是本案例成功的关键。伤口愈合需要一个潮湿的环境，上皮细胞需要在潮湿状态下才能从伤口边缘移行穿过伤口表面、完成上皮化过程。接诊本案例时，溃疡面全部被坏死组织痂皮和渗液的混合物干痂覆盖，不利于上皮细胞移行，伤口无法愈合，本案例在溃疡面清创后加清创胶，用粘边敷料封闭伤口，其旨在调节伤口的湿度。

3. 银离子敷料不仅对细菌有效而且对真菌也效果显著。研究显示，银离子敷料对所有常见细菌都有作用，还包括厌氧性链球菌、脆弱类杆菌、产气荚膜梭菌等厌氧菌，同时银离子还对白色假丝酵母菌等真菌感染有一定的治疗作用。此案例不仅在伤口脓液监测到新型隐球菌，而且在痰液、脑脊液、血液均培养出新型隐球菌，在伤口局部用银离子的情况下还全身配合应用抗真菌治疗，才得以控制新型隐球菌的全身感染。

4. 疼痛管理是伤口换药的前提，是保证治疗的基础。本案例患者为原发性白塞病，长期应用激素，皮肤菲薄，对疼痛敏感，疼痛评分9分，每次换药前应用吗啡，疼痛评分只能达到 6 ～ 7 分，如何达到完全镇痛还需要进一步探讨研究。

郭锦丽　刘彤

028　右下肢结节性血管炎伤口治疗

结节性血管炎（nodular vasculitis）又称皮肤变应性结节性血管炎，是以淋巴细胞浸润为主的皮肤小血管炎，伤口病变限于真皮乳突下层和皮下脂肪组织内，血管炎、液化性坏死和肉芽肿与肉芽肿样结构是其基本病变。该病好发于成年人，以女性居多，特别是站立工作者尤为多见。在小腿或足部反复发生皮肤小结节，结节表面肤色正常或微红，一般沿浅静脉走行排列，自感轻微疼痛或有触痛，一般无全身症状。病程可达数周至数月。疾病发作与缓解似与季节有关。了解和掌握此类伤口形成的相关知识及治疗、护理技能，有助于尽早处理伤口，提高患者生活质量。

病历摘要

患者，男性，22 岁，主诉：右下肢皮疹破溃 20 余天。于 2019 年 5 月 12 日来院就诊。诊断：结节性血管炎。

【现病史】

2019 年 4 月初无诱因出现右下肢皮疹，未予重视；后皮疹逐渐扩大、破溃，在外院口服脉管康复胶囊，每次 4 粒，每日 3 次，效果差。

【既往史】

既往体健，无特殊病史，在校就读，为校篮球队成员，无吸烟史。

【全身评估 -1】

入院后查体：体温 36.6 ℃，脉搏 76 次 / 分，呼吸 19 次 / 分，血压 125/70 mmHg。患者神志清楚，精神好，体型匀称（身高 1.75 m，体重 70 kg，BMI 22.86 kg/m^2）。情绪稳定，配合治疗。

【辅助检查 -1】

实验室检查：白细胞 5.75×10^9/L；红细胞 4.64×10^{12}/L；血红蛋白 137.0 g/L；总蛋白 72.2 g/L；白蛋白 43.6 g/L（正常）。

病理检查（图 5-28-1）：2019 年 5 月 5 日于外院行伤口活检，提示表皮增

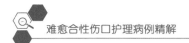
生，表皮突下延；真皮全层及皮下脂肪层血管炎性改变明显，周围有以淋巴细胞、组织细胞为主的炎症细胞浸润；符合结节性血管炎。

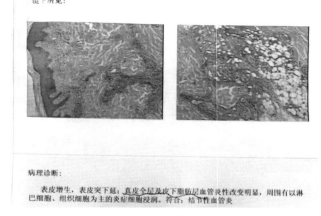

镜下所见：

病理诊断：

　　表皮增生，表皮突下延；真皮全层及皮下脂肪层血管炎性改变明显，周围有以淋巴细胞、组织细胞为主的炎症细胞浸润。符合：结节性血管炎

图 5-28-1　病理检查

治疗过程：患者精神好，入院后给予激素、免疫抑制、抗感染、改善循环治疗。头孢孟多酯 2 g 静脉滴注，每日 1 次；前列地尔 10 μg 静脉注射，每日 1 次；地塞米松 5 mg 静脉注射，每日 1 次；白介素 -2 50 万 IU 皮下注射，每日 1 次；羟氯喹片 200 mg 口服，每日 2 次。医生查看后当日（5 月 12 日）由伤口治疗师接诊伤口。

治疗与护理

【局部评估 -1】

首诊局部评估见表 5-28-1 及图 5-28-2。

表 5-28-1　首诊局部评估

伤口位置	右下肢内踝关节上 3 cm
伤口类型	慢性伤口
伤口大小	4.2 cm × 3.7 cm × 0.5 cm
伤口颜色	50% 黑色坏死，50% 黄色腐肉
伤口边缘	脱水
伤口周围	无红肿，4—5 点方向 1.5 cm 长的活检伤口，不伴瘙痒及疼痛，局部皮温不高。

笔记

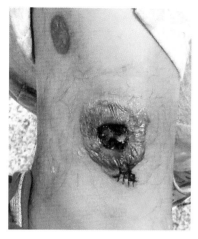
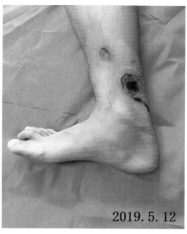

2019.5.12

图 5-28-2　首诊局部评估

【思维导航 -1】

（1）右下肢环状溃疡面被黑色焦痂覆盖，无法判断溃疡面的组织颜色、深度，需要做彻底的清创。

（2）根据伤口具体情况，依据 TIME 原则处理。T：本案例选用保守锐性清创结合自溶性清创的方法，清除黑色坏死组织及黄色腐肉。M：保持湿性环境，选用带边泡沫敷料密封伤口保湿，促进肉芽组织增生。

（3）患者伤口迁延不愈长达 1 月余，担心治疗伤口影响上学，需要做好心理安慰工作。

【治疗过程 -1】

局部处理：清创前建议伤口分泌物培养，患者拒绝。首先用碘伏消毒创面及创周皮肤，用刀片和钳子锐性清除坏死组织；再用 0.9% 氯化钠棉球清洁脱碘；对不易去除的焦痂及其他坏死组织采用清创胶自溶清创（图 5-28-3）；敷料选择带边泡沫敷料吸收渗液。换药频率为 3 天 1 次。

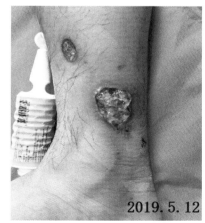

【全身评估 -2】

全身治疗同上，患者体温正常，精神、食欲好，各项治疗配合好。

2019.5.12

图 5-28-3　清创后自溶清创

【局部评估 -2】

3 天局部评估见表 5-28-2 及图 5-28-4。

表 5-28-2　3 天局部评估

伤口位置	右下肢内踝关节上 3 cm
伤口类型	慢性伤口
伤口大小	4.2 cm × 3.7 cm × 0.3 cm
伤口颜色	> 75% 红色，< 25% 黄色
伤口边缘	脱水
伤口周围	无红肿，4—5 点方向 1.5 cm 长的活检伤口
伤口渗液	中等，血性

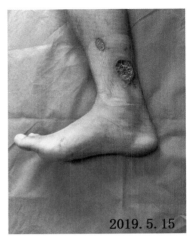

图 5-28-4　3 天局部评估

【思维导航 -2】

（1）下肢伤口深度变浅，效果明显，提示以上治疗方案正确，适合该患者，可以继续使用该方案。

（2）伤口病变限于真皮乳突下层和皮下脂肪组织内，此类伤口管理渗液的同时，调节免疫也很重要。

（3）预防感染，减少运动量，避免患肢承受重体力活动。

【治疗过程 -2】

局部处理：伤口清洁、清创方法同前。因渗液较多，仍有黄色组织，选择机械清创及自溶清创（图 5-28-5）。敷料用带边泡沫敷料吸收渗液并保持湿度平衡。换药频率为每 3 天 1 次。给予全身干预，进行免疫调节，治疗同前。指导患者休息时抬高患肢促进回流。

当日，患者因返校参加考试办理出院。

【出院指导】

（1）患者在外地上学，不能保证坚持接受规

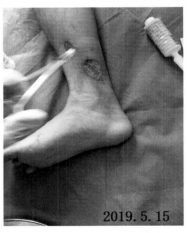

图 5-28-5　机械清创及自溶清创

范化诊疗及伤口护理。伤口治疗师须讲解回家继续治疗的必要性，制定具体治疗方案，记录在病历本上。

（2）伤口治疗师向患者及家属演示换药的过程，讲解测量伤口的具体方法及留取伤口影像资料的注意事项，讲解各种敷料的使用方法。出院时，准备了康惠尔水胶体敷料、拜尔坦泡沫敷料及伤口尺。

（3）责任护士讲解治疗结节性血管炎的服药方法、注意事项、复诊时间。

（4）伤口治疗师与患者互留微信号，及时联系。

【转归】

在院3天期间伤口治疗换药2次，出院后伤口治疗师继续追踪。通过微信指导患者换药，伤口清洁、消毒方法同前。换药频率：根据渗液量换药。返校后，患者就近到校医室换药（图5-28-6），内外层均使用普通纱布覆盖。3天后，患者因伤口疼痛，通过微信联系伤口治疗师，建议清创后给予湿性愈合。但校医室拒绝选用湿性愈合方案。又过了7天，患者疼痛剧烈，当地医院建议植皮（图5-28-7）。患者与当地医院多次沟通无果，无奈只能休学回到太原，接受湿性愈合方案治疗。伤口经过16次换药共131天，经历了湿性愈合与干性愈合的曲折交替，最后在湿性愈合理念的指导下，2019年9月20日伤口基本愈合（图5-2-8～图5-2-12）。

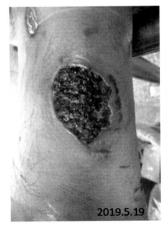
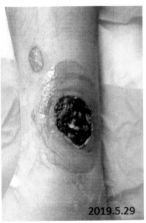
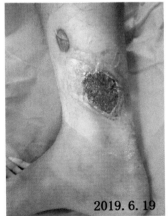

图5-28-6　7天随访　　　图5-28-7　17天随访　　　图5-28-8　38天随访

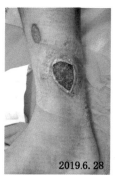 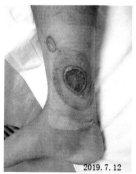 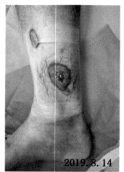 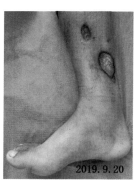

图 5-28-9　47 天随访　图 5-28-10　61 天随访　图 5-28-11　94 天随访　图 5-28-12　131 天随访

点睛之笔

1. 本案例伤口愈合延时与湿性愈合治疗方案中断有关，几经周折最终应用新型敷料进行补救得以愈合。结节性血管炎伤口用传统纱布敷料覆盖，伤口丢失水分，干痂形成阻碍上皮细胞移行，伤口无法愈合，本案例在溃疡面清创后加清创胶，用粘边敷料封闭伤口，均为调节伤口的湿度。

2. 结节性血管炎伤口必须配合全身治疗，使用糖皮质激素，免疫调节平衡的同时配合卧床休息、抬高患肢、保暖、营养支持及心理护理。本病例病程迁延，要注意伤口日常观察，做好患者的健康教育，缩短康复时间、增加患者的舒适度。

张百灵　张媛

029　血栓闭塞性脉管炎并发趾坏疽

血栓闭塞性脉管炎（thrombo angiitis obliterans，TAO）是一种少见的慢性复发性中、小动脉和静脉的节段性炎症性疾病。本病多见于青壮年，好发于下肢。患肢呈现一时性或持续性苍白、发绀，有灼热及刺痛，病肢下垂时皮肤颜色变红，上举时变白，继之趾麻木，小腿肌肉疼痛，行走时激发，休息时消失；小腿部常发生浅表性静脉炎和水肿。检查时发现足背动脉搏动减弱或消失。随着病情发展可出现间歇性跛行及雷诺现象、夜间疼痛加剧，趾疼痛剧烈，皮肤发绀，进而趾端溃疡或坏疽而发黑，逐渐向近心端蔓延。

📋 病历摘要

患者，男性，32 岁，主诉：左足疼痛、间歇性跛行 1 年伴趾发黑 1 月余。于 2021 年 1 月 5 日入院，诊断为左下肢血栓闭塞性脉管炎、左趾坏疽。

【现病史】

入院后予以改善循环、扩血管、固化斑块、保守换药治疗，未明显见效，2021 年 1 月 21 日伤口治疗师介入。

【既往史】

既往体健，无特殊病史。

【全身评估 -1】

患者神志清楚，精神尚可。生命体征平稳，严重焦虑，积极配合诊治。体型匀称。

【辅助检查 -1】

动脉彩超提示左下肢腘动脉、胫后动脉、胫前动脉节段性闭塞。

脉波描记提示左下肢腘动脉、胫后动脉单向波，波幅低平，波峰低钝；胫前动脉波形呈直线。

实验室检查：红细胞 2.71×10^{12} ↓，白细胞 19.82×10^9/L ↑，中性粒细胞百分比 96.2%，红细胞沉降率 75 mm/h ↑，血红蛋白浓度 78.0 g/L ↓，白蛋白 35 g/L。

181

治疗与护理

【局部评估 -1】

首次局部评估见表 5-29-1 及图 5-29-1。

表 5-29-1　首次局部评估

伤口位置	左第一趾
伤口类型	慢性伤口
伤口大小	第一趾远节趾节、中节趾节
伤口形状	不规则形
伤口状态	远节、中节趾节处坏疽，近节趾节有波动感、皮温高
伤口边缘	干燥、内卷、界限清
伤口周围	色素沉着、肿胀伴瘙痒
伤口颜色	100% 黑色
肢体活动	趾关节活动受限
细菌培养	不排除铜绿假单胞菌等非发酵菌感染
渗出液	脓性
疼痛评分（NRS）	8 分
气味	无异味

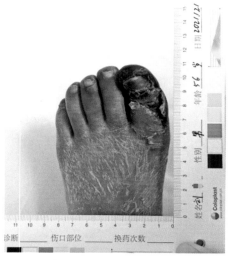

图 5-29-1　首诊局部评估

【思维导航 -1】

（1）此伤口因远端动脉缺血所致，遵医嘱给予抗凝、溶栓、抗炎、扩血管、改善循环等对症治疗。

（2）全足干燥并伴有脱屑，卫生条件差，用碘伏溶液浸泡、清洗创面及创周皮肤。

（3）近节趾节有波动感、皮温高，视情况处理，必要时切开引流。根据伤口局部症状，可选择喷洒奥替尼啶液体敷料管理细菌负荷。

【治疗过程 -1】

局部处理：首先全足给予碘伏溶液浸泡、盐水清洗全足皮肤，着重清洗创面及创周皮肤，近节趾节处暴露出 75% 红色组织、25% 黄色组织；再次用盐水冲洗，喷洒奥替尼啶液体敷料后使用凡士林油纱包裹患趾，使用医用纱布绷带外层固定，隔日换药 1 次（图 5-29-2）。

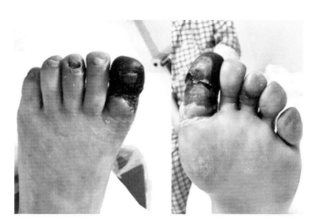

图 5-29-2 清创后

全身干预：遵医嘱给予低分子量肝素钙 4100 IU 皮下注射，2 次 / 日；尿激酶 30 万 IU 静脉滴注，2 次 / 日；抗凝、溶栓；口服西洛他唑、阿托伐他汀、阿司匹林、血府逐瘀等抗血小板、降脂稳斑、扩血管、改善循环；嘱患者高蛋白、高维生素、高纤维素饮食；同时指导患者循序渐进、少量多次的进行慢走、Burger 运动等以促进侧支循环建立。

【全身评估 -2】

患者无不适主诉，各项治疗配合好。

【局部评估 -2】

48 天局部评估见表 5-29-2 及图 5-29-3。

表 5-29-2 48 天局部评估

伤口位置	左第一、三趾
伤口类型	慢性伤口
伤口大小	第一趾远节趾节、中节趾节；第三趾远节趾节
伤口形状	不规则形
伤口状态	左第一趾近节趾节与远端分离，100% 黄色组织；第三趾远节趾节坏疽，可见脓液渗出
伤口边缘	干燥、内卷
伤口周围	色素沉着、肿胀伴瘙痒
伤口颜色	100% 黑色
肢体活动	趾关节活动受限
细菌培养	不排除铜绿假单胞菌等非发酵菌感染
渗出液	脓性
疼痛评分（NRS）	6 分
气味	无异味

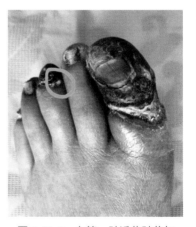

图 5-29-3 左第一趾近节趾节与远端分离

【思维导航 -2】

第三趾远节趾节坏疽，可见脓液渗出，尽量将脓液排出，避免加重感染；第一趾近节趾节处 100% 黄色组织，给予机械清创联合自溶清创，注意清创过程动作轻柔。周围皮肤可涂抹金霉素眼膏控制感染。

【治疗过程 -2】

局部处理：第三趾远节趾节给予挤压排出脓液过程中脱落，创面干燥无渗液。

第一趾近节趾节处给予碘伏消毒、盐水冲洗后，给予机械清创并使用水凝胶自溶清创，其余换药方法同前，隔 3 日换药 1 次（图 5-29-4）。

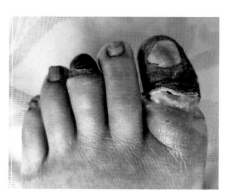

图 5-29-4　再次清创后

全身干预：遵医嘱停止尿激酶输注，低分子量肝素钙注射更换为华法林口服，其余同前。

【全身评估 -3】

患者无不适主诉，各项治疗配合好。

【局部评估 -3】

64 天局部评估见表 5-29-3 及图 5-29-5。

表 5-29-3　64 天局部评估

伤口位置	左第一、三趾
伤口类型	慢性伤口
伤口大小	第一趾远节趾节、中节趾节；第三趾远节趾节
伤口形状	不规则形
伤口状态	第一趾近节趾节与远端分离，100% 黄色组织；第三趾远节趾节脱落已结痂
伤口边缘	干燥、内卷
伤口周围	色素沉着、肿胀伴瘙痒
伤口颜色	100% 黑色
肢体活动	趾关节活动受限
细菌培养	不排除铜绿假单胞菌等非发酵菌感染
渗出液	脓性
疼痛评分（NRS）	5 分
气味	无异味

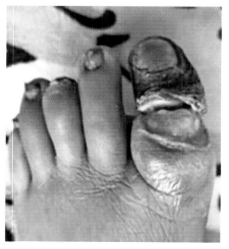

图 5-29-5　趾节彻底分离

【思维导航 -3】

第一趾近节趾节与远端分离更严重,清创时动作轻柔,等待自行脱落,避免人为损伤。第三趾远节趾节脱落已结痂,保护干痂,注意观察有无痂下感染。

【治疗过程 -3】

局部处理:检查第三趾远节趾节结痂面,周围无红、肿、热、痛等感染征象,痂下无波动感;未予特殊处理;第一趾远节、中节趾节机械清创时一并脱落,暴露出75%红色组织、25%黑色组织,其余换药方法同前;隔3日换药1次(图5-29-6)。

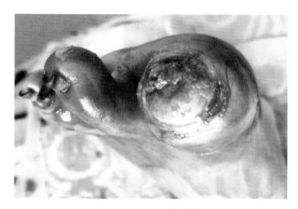

图 5-29-6　趾节脱落

全身干预:同前,强调坚持运动、建立侧支循环的作用和意义。

【转归】

经过96天33次治疗,伤口最终愈合(图5-29-7)。

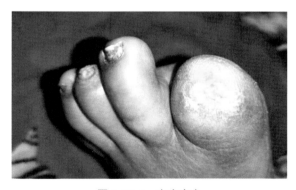

图 5-29-7　完全愈合

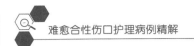
点睛之笔

1.戒烟对本病的重要性。全程强调，坚持戒烟是血栓闭塞性脉管炎的治疗关键；本病的预后在很大程度上取决于患者是否坚持戒烟。其他治疗措施能否取得疗效也与是否坚持戒烟密切相关。

2.环境对本病的影响。持续宣教，寒冷、潮湿、外伤等会导致病变进一步加重和出现并发症；应时刻注意保暖，但不宜采用患肢局部热敷，以免增加组织氧耗量，造成患肢缺血坏疽。

3.侧支循环的建立。患肢运动练习（Buerger 运动）有助于促进患肢侧支循环建立，增加患肢血供。方法：平卧位，患肢抬高 45°，维持 1～2 分钟。然后坐起，患肢下垂床边 2～5 分钟，并做足部旋转、伸屈运动 10 次。最后将患肢放平休息 2 分钟。每次重复练习 5 回，每日练习数次。

4.创面处理。本病在药物、运动、换药等保守治疗的情况下，创面难以愈合，且换药时间长、血运不良、感染风险大等均阻碍愈合，换药过程中首先控制感染避免发生湿性坏疽，条件允许时等待坏疽趾节自行脱落。

郑雪茹　张媛

030　痛风石伤口治疗

痛风石又称痛风结节，是谷氨酸钠尿酸盐在皮下聚集形成的结晶，痛风结节越大，破溃可能性越大。痛风石破溃是经皮破溃后排出白色尿酸盐结晶，创面不易愈合，而且易发生感染。足部痛风石破溃是痛风性关节炎患者常见的并发症，病灶渗出物较多、易形成窦道、并发感染是伤口愈合困难的主要原因。

病历摘要

患者，男性，38 岁。主诉：左足红肿、疼痛 11 年，加重 1 年。

【现病史】

患者于 2010 年出现左足红肿、疼痛，就诊于当地医院，诊断为"痛风"，给予对症口服药物治疗，效果可。后症状加重，于 2013 年就诊于外院，行左足 MRI 示左足痛风石。给予对症口服药物治疗（具体不详）。2020 年左足疼痛、肿大，可见两处"黄豆"大小肿物，后肿物逐渐增大。为求进一步诊治，就诊于我院，于 2021 年 10 月 29 日全麻下行左足痛风石切除术。术后伤口不愈合。

【既往史】

痛风病史 11 年；高血压，口服苯磺酸左旋氨氯地平片 2.5 mg，qd；否认糖尿病、心脏病病史，无药物、食物过敏史。

【个人史】

有吸烟史，日吸 20 支，20 年；偶饮酒。

【全身评估 -1】

患者神志清楚，精神尚可，生命体征平稳，无发热症状，体型肥胖。

【辅助检查 -1】

血尿酸 694 μmol/L ↑（正常参考值为 208 ～ 428 μmol/L）。

187

治疗与护理

【局部评估 -1】

首诊局部评估见表 5-30-1 及图 5-30-1。

表 5-30-1　首诊局部评估

伤口位置	左第一、五趾
伤口大小	线型切口哆开（第一、五趾）
渗出液	乳白色黏稠液
基底组织	白色牙膏样物质填充
伤口周围	红、肿
疼痛评分（NRS）	5 分
细菌培养结果	阴性

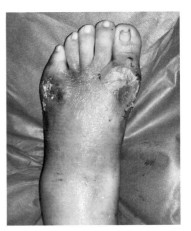

图 5-30-1　首诊

【辅助检查 -1】

左足 X 线片见图 5-4-2。

【思维导航 -1】

（1）痛风患者需要严格控制尿酸水平，首要处理应给予全身内科系统治疗。

（2）请风湿免疫科会诊，采用药物调控尿酸水平。同时配合局部的排石处理。

【治疗过程 -1】

局部处理：伤口用 0.9% 氯化钠溶液充分浸润，拆除脱落和哆开缝线（图 5-30-3、图 5-30-4）。将肉眼可见的牙膏样痛风石结晶物质清除（图 5-30-5），不建议一次性彻底清除，而应分次分批逐步清除。每周换药 3 次。

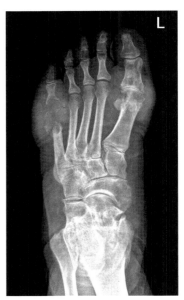

图 5-30-2　左足 X 线片

笔记

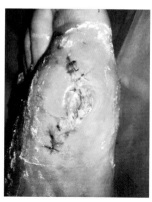
图 5-30-3　第一趾切口

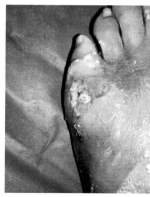
图 5-30-4　第五趾切口

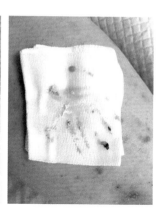
图 5-30-5　白色痛风结晶物质

全身干预：请风湿免疫科会诊后，建议口服非布司他 40 mg，1 次 / 日。促进痛风石的排出。同时指导规律饮食，低嘌呤饮食。

【全身评估 -2】

患者无特殊不适，各项治疗配合好。

【局部评估 -2】

局部评估见表 5-30-2 及图 5-30-6。

表 5-30-2　局部评估

伤口位置	左第一、五趾
伤口大小	第一趾 3 cm×2 cm；第五趾 2 cm×2 cm
渗出液	淡红色血性液
基底组织	＞ 75% 白色组织，＜ 25% 红色组织
伤口周围	红肿减轻
疼痛评分（NRS）	3 分

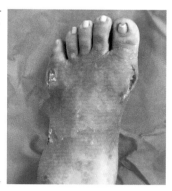
图 5-30-6　伤口

【思维导航 -2】

（1）1 周后尿酸水平降至 549 μmol/L ↑（正常参考值为 208 ～ 428 μmol/L），2 周后尿酸水平 456 μmol/L ↑（正常参考值为 208 ～ 428 μmol/L），3 周后尿酸水平 426 μmol/L（正常）。

（2）尿酸水平处于持续回落，且保持在正常范围内。继续内科系统治疗。

（3）根据"酸碱中和"这一化学原理，将尿酸这一难溶于水、易溶于碱的弱有机酸置于大量碱性碳酸氢钠溶液冲洗液中，利用酸碱中和效应，使尿酸在碱性环境中转变为易溶于水的尿酸盐，从而得以彻底清除。

【治疗过程 -2】

局部处理：在常规用 0.9% 氯化钠溶液冲洗伤口及伤口周围皮肤的同时，采用 5% 碳酸氢钠溶液进行伤口湿敷（图 5-30-7）。每周换药 2 次，伤口逐渐好转（图 5-30-8、图 5-30-9）。

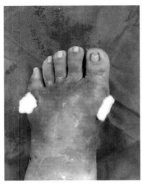 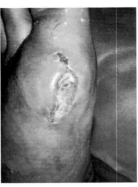 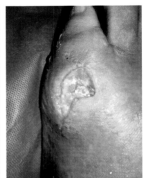

图 5-30-7　5% 碳酸氢钠溶液棉球湿敷伤口伤口床　　图 5-30-8　伤口床（第一趾）牙膏样物质减少　　图 5-30-9　伤口床（第五趾）牙膏样物质减少

全身干预：措施同前。

【全身评估 -3】

患者低嘌呤饮食，口服药物，尿酸水平控制在正常范围内。

【局部评估 -3】

局部评估见表 5-30-3 及图 5-30-10。

表 5-30-3　局部评估

伤口位置	左第一、五趾
伤口大小	第一趾 3 cm×2 cm 第五趾 3 cm×3 cm
渗出液	红色血性液
基底组织	> 50% 红色组织，< 50% 白色组织
伤口周围	红肿减轻
疼痛评分（NRS）	1 分

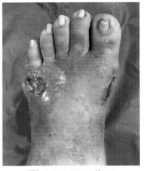

图 5-30-10　伤口

笔记

【思维导航 -3】

加强体重管理，加强治疗期间的功能锻炼。

【治疗过程 -3】

局部处理：在治疗方法同前的基础上，进行伤口局部的湿敷治疗（图 5-30-11、图 5-30-12）。每日 2 次，用 5% 碳酸氢钠湿敷（图 5-30-13）。每 7 ～ 10 天换药 1 次。

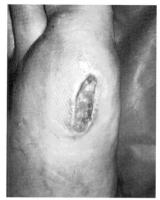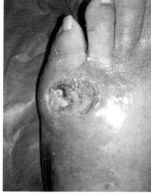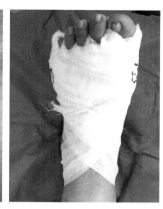

图 5-30-11 伤口床（第一趾）肉芽组织生长良好　　图 5-30-12 伤口床（第五趾）肉芽组织生长良好　　图 5-30-13 在伤口处用 5% 碳酸氢钠湿敷

全身干预：在继续口服药物的基础上，指导患者进行屈膝屈髋"蹬自行车"运动及直腿抬高训练活动。治疗计划：每日 3 次，每次 50 组起做，循序渐进。

指导患者继续避免食用高嘌呤、高热量食物，坚持良好的生活习惯，多饮水、戒烟酒、适度运动，防止复发（图 5-30-14）。

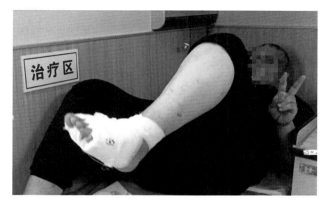

图 5-30-14 运动干预

【转归/随访】

治疗 10 周后，伤口愈合（图 5-30-15）。

1 个月后随访，伤口稳定，未复发（图 5-30-16）。

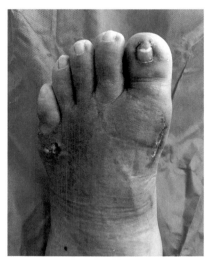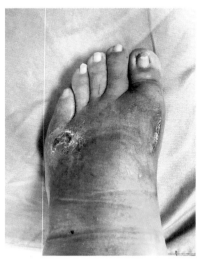

图 5-30-15　伤口愈合　　　　　　　图 5-30-16　伤口随访

点睛之笔

1. 该案例是典型的疾病型慢性伤口案例，病因是高尿酸水平引起的结晶物质造成的慢性伤口。基础疾病因素决定了创面的难愈性。此类伤口治疗的关键是对基础疾病的调控及多学科（骨科、风湿免疫科、慢性伤口治疗等）合作。

2. 痛风石伤口不易愈合，在手术切开或引流前要积极评估全身情况（尿酸水平、血糖、营养等因素）和局部情况（尿酸结晶的位置、量，局部血运等因素），对预后进行综合评估，向患者及家属交代预后。

刘宏　王宝娜　张媛

031　双下肢广泛静脉溃疡

下肢静脉性溃疡是由于静脉阻塞和（或）静脉曲张引起的静脉高压所导致的开放性皮肤创面，是慢性静脉功能不全中最严重的静脉疾病，其发病率为 1.5% ～ 3.0%。静脉溃疡常经久难愈，且愈合后 1 年内复发率高达 30% ～ 70%。伴有伤口疼痛、恶臭、大量渗液、继发性感染、行动不便和日常活动受限等，严重影响患者的生活质量。

病历摘要

患者，男性，46 岁，厨师，主诉：活动受限、双下肢广泛破溃 9 月余。于 2021 年 8 月 3 日入院，诊断为双下肢慢性静脉功能不全 C6s 症。

【现病史】

患者 2010 年 7 月首发溃疡，外科换药 1 个月愈合；2013 年 4 月二次溃疡，外科换药、配合药物治疗，2 个月基本愈合；2020 年 11 月再度溃疡，使用藏医药物浸泡，溃疡面积增加，渗液增多，迁延不愈，至 2021 年 8 月长达 9 个月无愈合迹象，溃疡突发出血，遂入我科治疗。由伤口治疗师接诊伤口。

【既往史】

33 年前出现静脉曲张，26 年前行硬化剂治疗好转，近 10 年溃疡反复发作。

【全身评估 -1】

患者神志清楚，精神尚可。生命体征平稳，情绪稳定，无发热症状，体型匀称。

【辅助检查 -1】

影像学检查：浅静脉彩超提示双下肢大隐静脉曲张伴双侧隐股静脉交界处反流（考虑瓣膜功能不全）；深静脉彩超提示双侧股静脉反流，双下肢局部肌间静脉增宽（考虑回流受阻）。

实验室检查：白细胞 8.4×10^9/L；中性粒细胞百分比 87.2%；血小板计数 412×10^9/L；降钙素原 0.31 μg/L；C- 反应蛋白 13.78 mg/L；白蛋白 32.7 g/L。

治疗与护理

【局部评估 -1】

首次局部评估见表 5-31-1 及图 5-31-1。

表 5-31-1　首次局部评估

伤口位置	双下肢足靴区
伤口类型	慢性伤口
伤口大小	创面未完全暴露
伤口形状	不规则
伤口周围	污秽、干痂、脱屑、皮温高、潮湿；呈可凹性水肿
肢体活动	关节活动自如
细菌培养	金黄色葡萄球菌（+++）
疼痛评分（NRS）	6 分
异味	一级

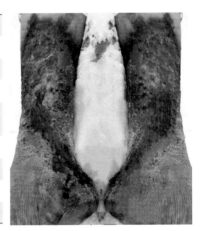

图 5-31-1　首诊

【思维导航 -1】

创面污秽、干痂并伴有脱屑，未完全暴露。用碘伏溶液浸泡、清洗创面及创周皮肤，使创面得以暴露。创面暴露之后，采用机械清创结合自溶性清创的方法，逐渐清除失活组织。根据伤口局部红、肿、热、痛的感染症状，伤口床给予含银藻酸盐敷料管理渗出液、细菌负荷。保持湿性愈合，促进肉芽组织增生。检测 ABI 数值，情况允许时选择压力治疗。

【治疗过程 -1】

局部处理：用碘伏溶液浸泡、清洗创面及创周皮肤，使创面得以暴露（图5-31-2）。创面暴露之后，使用光子治疗仪照射，蓝光抑制细胞炎症反应，红光则可以加速细胞的自我修复，改善血液循环，两者相辅相成，达到镇痛、消炎、促进创面愈合的作用；创面给予机械清创＋自溶清创＋盐水冲洗，注意清创时保护好左下肢溃疡中心部位的皮岛，用藻酸盐银离子填充条覆盖；用金霉素眼膏涂抹周围皮肤；用康惠尔泡沫敷料二级固定，弹性绷带三级包扎；每日换药1 次。

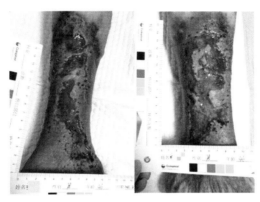

图 5-31-2　清创后基底暴露

全身干预：遵医嘱给予依诺肝素钠 6000 IU 皮下注射；光子治疗仪照射 20 分钟，3 次 / 日，抗凝、抗炎；口服迈之灵 300 mg、脉管复康片 2.4 g、血府逐瘀 20 mL 改善循环、促进血液回流；请血管科、超声科、药剂科、营养科多学科会诊保证正确的诊断及治疗。嘱患者高蛋白、高维生素、高纤维素饮食；勿剧烈活动，尽量卧床休息，抬高患肢。

【全身评估 -2】

患者无不适主诉，已戒烟，血压、血糖控制良好，各项治疗配合好。

【局部评估 -2】

8 天局部评估见表 5-31-2 及图 5-31-3。

表 5-31-2　8 天局部评估

伤口位置	双下肢足靴区
伤口类型	慢性伤口
伤口大小	左：15 cm×5 cm 右：18 cm×6 cm
伤口形状	不规则形
伤口周围	红肿消失、皮温正常、色素沉着
伤口边缘	内卷、浸渍
伤口颜色	左、右：均 100% 红色组织
肢体活动	关节活动自如
渗出液	大量
疼痛评分（NRS）	3 分
异味	3 级

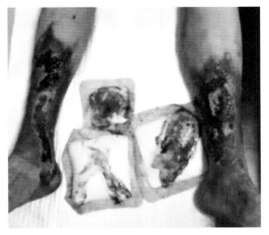

图 5-31-3　8 天感染得到控制

【思维导航 -2】

创面均为＜ 25% 黄色组织，＞ 75% 红色组织，且周围皮肤红肿消失、皮温正常，异味评分（Grocott）由 1 级降至 3 级，疼痛评分（NRS）由 6 分降至 3 分，提示感染得到控制，与主管医师沟通，次日为患者进行手术解除静脉高压。

【治疗过程 -2】

局部处理：换药方法同前，换药频率为隔日 1 次。

全身干预：心理护理，做好术前准备。

【全身评估 -3】

患者无不适主诉，各项治疗配合好。

【局部评估 -3】

14 天局部评估见表 5-31-3 及图 5-31-4。

表 5-31-3　14 天局部评估

伤口位置	双下肢足靴区
伤口类型	慢性伤口
伤口大小	左：12 cm × 4 cm 右：13 cm × 4 cm
伤口形状	不规则形
伤口周围	周围皮肤脆弱；色素沉着
伤口边缘	爬皮良好
伤口颜色	左、右：均 100% 红色组织
肢体活动	关节活动自如
渗出液	少量
疼痛评分（NRS）	0 分
异味	5 级

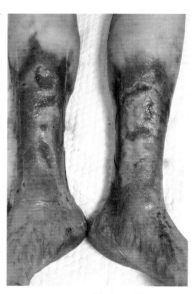

5-31-4　治疗 14 天

【思维导航 -3】

渗出明显减少；左、右均为 100% 红色组织；无异味（5 级）；肉芽组织生长良好（图 5-31-5）；上皮爬行良好；但此时周围皮肤较菲薄、脆弱，须注意保护。选用水胶体敷料以促进上皮爬行（图 5-31-6）。

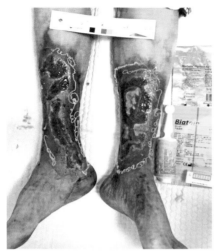

图 5-31-5　肉芽生长好

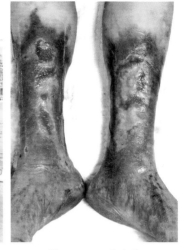

图 5-31-6　上皮化

【治疗过程 -3】

局部处理：换药方法同前；将康惠尔泡沫敷料改为水胶体敷料覆盖，以促进上皮爬行；换药频率：隔 5 日换药 1 次。治疗 28 天，第 13 次评估时，伤口完全愈合。

全身干预：嘱患者高蛋白、高维生素、高纤维素饮食，勿剧烈活动。给予功能锻炼指导。给予讲解坚持压力治疗的作用和意义。

【转归】

经过 28 天 12 次治疗，伤口最终愈合（图 5-31-7）。

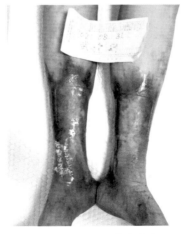

图 5-31-7　完全愈合

笔记

点睛之笔

1. 清创时机与方法是本案例的重要环节。本案例感染严重，换药初期给予机械清创结合自溶性清创的方法，逐渐清除失活组织。

2. 应用湿性愈合理论，结合新型敷料促进伤口愈合。伤口愈合需要一个潮湿的环境，上皮细胞需要在潮湿状态下才能从伤口边缘移行穿过伤口表面、完成上皮化过程。本案例在清创后加清创胶，用粘边敷料封闭伤口，均为调节伤口的湿度。

3. 银离子敷料不仅可抗感染还可预防感染。研究显示，银离子敷料对所有常见细菌都有十分好的治疗效果，根据伤口局部红、肿、热、痛的感染症状，伤口床给予含银藻酸盐敷料管理渗出液、细菌负荷。

4. 手术时机是本案例成功的重点环节。感染得到控制后，及时与主管医师沟通，尽早为患者进行手术解除静脉高压。

5. 全程给予压力治疗。踝肱指数是通过测量踝部胫后动脉或胫前动脉，以及肱动脉的收缩压，得到踝部动脉压与肱动脉压之间的比值。用于检测下肢外周动脉疾病，正常范围为 0.9 ~ 1.3，此区间可行压力治疗。压力疗法是一个循序递减的压力，踝部压力最高，由踝部向膝部逐渐递减，缓解静脉高压，起到促进静脉回流和预防反流的作用，旨在降低脉管容积、减少组织间隙液体量、减少静脉淤滞和炎症、降低患者的疼痛程度、缩短创面愈合时间。

郑雪茹　张媛

第六章
造口与失禁

032 新生儿坏死性小肠结肠炎切口延迟愈合合并造口皮肤黏膜分离

坏死性小肠结肠炎（neonatal necrotizing enterocolitis，NEC）是新生儿期严重的消化道疾病，以腹胀、恶心、呕吐、便血为主要临床表现，病理特征为回肠远端和结肠近端坏死，病死率很高，达 10% ~ 50%。目前认为早产、喂养不当、细菌移位、缺血再灌注损伤、炎性介质作用等是最危险的相关因素。若发生气腹、肠坏死或脓肿需要手术治疗。

📋 病历摘要

患儿，男性，21 天，于 2016 年 6 月 6 日出现哭闹、食欲缺乏、呕吐加重 2 日入院。

【现病史】

患儿于 2016 年 6 月 7 日行坏死性小肠结肠炎肠切除术及造口术，术后伤口延迟愈合合并造口并发症，6 月 20 日请伤口造口护理小组会诊。

【既往史】

无。

【全身评估 -1】

患儿神志清楚，精神萎靡，反应差，体重 2250 g，身长 54 cm，生命体征平稳。术后以来给予患儿营养支持和抗生素治疗 14 天，每天用碘伏擦拭伤口并换药 1 次，余无特殊处理。

治疗与护理

【局部评估 -1】

手术切口延迟愈合见表 6-32-1。造口皮肤黏膜分离见表 6-32-2 及图 6-32-1。

表 6-32-1　手术切口延迟愈合

伤口位置	左下腹手术切口
伤口大小	3 cm × 3 cm
渗出液	大量脓性渗出
基底组织	100% 黄色暴露的缝线针眼及减张线处亦可见脓性坏死组织
伤口周围	红、肿、热、痛
细菌培养	大肠埃希菌（+++），金黄色葡萄球菌（+）
疼痛评分（FPS）	9 分

表 6-32-2　造口皮肤黏膜分离

造口术式	坏死性小肠结肠炎肠切除术
造口位置	左下腹
造口类型	伤口原位双腔造口
造口最低黏膜高度	高于皮肤 2 cm
造口活力	黏膜表面 75% 呈黄色、25% 呈红色
造口与周围腹壁情况	造口 6—12 点出现造口黏膜分离
造口周围皮肤情况	红、肿、热、触痛，右侧手术切口 100% 黄色腐肉

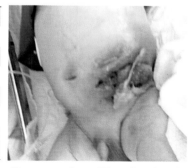

图 6-32-1　切口感染及造口皮肤黏膜分离

【思维导航 -1】

（1）接诊时患儿体温正常，血常规正常，考虑伤口以局部感染为主，与医生沟通停用抗生素治疗，继续营养支持。

（2）患儿术后切口局部红肿、触痛明显，大量脓性渗出，暴露的缝线针眼及减张线处亦可见脓性坏死组织，考虑坏死组织、缝线等异物是影响创面愈合的主要原因，与医生沟通拆除所有缝线。

（3）患儿触痛明显，哭闹挣扎不止，考虑慢性创面无全身症状，不宜一次性清除所有无生机组织，应分次清除。每次换药使用利多卡因进行表面麻醉。

【治疗过程 -1】

首先根据细菌培养结果，选择 0.5% 聚维酮碘用于皮肤及伤口床的消毒（包括拆线后的腔道），并用 0.9% 氯化钠溶液清洁伤口床。拆除拉合伤口的减张线及已暴露的缝线。以不出血为原则清除包括手术切口处、造口黏膜分离处及造口黏膜上的坏死组织。因创面感染严重及渗出较多，给予藻酸盐作为一级敷料覆盖伤口床及造口皮肤黏膜分离处（图 6-32-2）。为便于造口袋的佩戴，使用水胶体作为二级敷料覆盖。用防漏膏弥合水胶体敷料与造口之间的缝隙，粘贴造口袋以收纳排泄物（图 6-32-3）。隔日换药 1 次，给予全身营养支持。

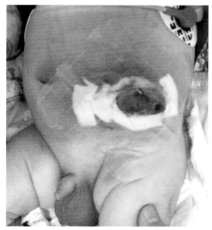

图 6-32-2　藻酸盐填塞，水胶体固定

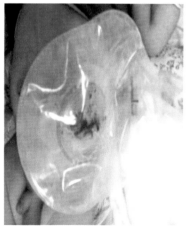

图 6-32-3　佩戴造口袋

【转归／随访】

经过 18 天，给伤口换药 9 次，伤口最终愈合（图 6-32-4）。

笔记

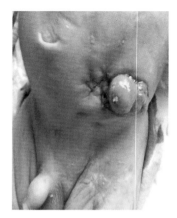

图 6-32-4　伤口愈合

点睛之笔

1. 坏死组织、异物等是影响创面愈合的主要原因，针对有无效缝线、减张线、异物的延迟愈合伤口，清除异物是愈合的关键。

2. 患儿伤口触痛明显，换药时其表现出强烈的哭闹，疼痛评分 9 分，采取换药前应用利多卡因局部麻醉，效果一般，建议小儿止痛使用非甾体类止痛栓剂。

佟金谕　张媛

033 横结肠袢式造口合并伤口感染

袢式造口是肠造口的一种，属于临时性造口，是手术时将一段肠道经切口拉到腹壁表面，纵向切开肠管，将肠管粘腹外翻形成 2 个开口，并完成分层缝合。袢式肠造口的近端被称为功能袢，袢式肠造口的远端被称为非功能袢。有 3 种功能：缓解由原发或继发恶性肿瘤，或放射治疗导致的急性肠梗阻；保护造口远端吻合口；用于远端肠管有放射性肠炎、穿孔或肠瘘时肠内容物的转流。

病历摘要

患者，男性，65 岁，主诉：直肠癌术后。

【现病史】

患者于 2018 年 9 月 30 日因肠梗阻进展期直肠癌住院，10 月 3 日全身麻醉下行横结肠造瘘术，10 月 16 日造口黏膜红润出院，排泄物发生渗漏而污染造口周围皮肤，造成皮肤感染，形成慢性伤口。10 月 23 日伤口不愈合，再次住院。

【既往史】

无。

【全身评估】

体温 37.5 ℃，脉搏 84 次 / 分，呼吸 20 次 / 分，血压 126/88 mmHg。患者腹部一横结肠袢式造口伴伤口感染，心肺肾功能良好。

实验室检查：白细胞 10.65×10^9/L ↑；单核细胞 15.4% ↑；血糖 3.9 mmol/L；HIV（−）；乙肝五项正常；总蛋白 43 g/L ↓；血红蛋白 94 g/L ↓。

【治疗过程】

患者精神、食欲可，伤口疼痛较重，情绪低落。入院后完善常规检查，评估后，治疗师开始换药。

治疗与护理

【局部评估 -1】

伤口评估见表 6-33-1 及图 6-33-1。

表 6-33-1　伤口评估

伤口位置	造口近端、远端
伤口类型	慢性伤口
伤口大小	近端：2 cm × 1 cm 远端：1.5 cm × 2 cm
伤口潜行	近端造口，11—2 点方向 0.5 cm 远端造口，5—7 点方向 0.5 cm
伤口颜色	100% 红色
伤口渗液	中量、血性
渗液气味	无异味
细菌培养	大肠埃希菌（＋）
周围皮肤	无色素沉着
伤口边缘	规则
疼痛评分（NRS）	6 分

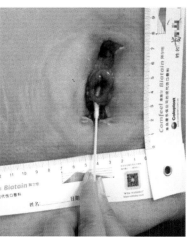

图 6-33-1　首次评估

造口评估第 1 次处理见表 6-33-2 及图 6-33-2。

表 6-33-2　造口评估第 1 次处理

造口位置	左上腹
造口类型	横结肠袢式造口
造口高度	近端 1.5 cm 远端平齐
造口颜色	黏膜 100% 红色
排泄物	稀软便
DET 评分	6 分（D=3，E=3，T=0）

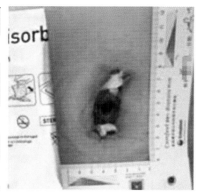

图 6-33-2　造口远端近端伤口填充藻
酸银离子敷料

笔记

DET 评分内容及标准见表 6-33-3。

表 6-33-3　DET 评分内容及标准

项目	受影响面积	得分	严重程度	得分
D- 颜色	没有颜色改变	0	没有颜色改变	0
	＜ 25%	1	有颜色改变	1
	25% ～ 50%	2	有颜色改变，并伴有并发症（疼痛、发光、硬结感、发热、发痒或烧灼感等）	2
	＞ 50%	3		
E- 侵蚀 / 溃疡	没有侵蚀 / 溃疡	0	没有侵蚀 / 溃疡	0
	＜ 25%	1	损伤累及表层	1
	25% ～ 50%	2	损伤累及真皮层，并伴有并发症状（潮湿、渗血或溃疡）	2
	＞ 50%	3		
T- 组织增生	没有组织增生	0	没有组织增生	0
	＜ 25%	1	皮肤表面有高出的组织	1
	25% ～ 50%	2	皮肤表面有高出的组织并伴有并发症状（出血、疼痛、潮湿）	2
	＞ 50%	3		

【思维导航 -1】

（1）伤口为大肠埃希菌感染，是由大便污染伤口所致，需要做好伤口与造口中排泄物的隔离。

（2）伤口感染导致潜行，须对伤口局部使用有效抗感染敷料，及时控制感染。

（3）DET 评分 3 分，造口远端平齐，排泄物易渗漏，提示使用凸面底盘，按照 ARC 流程，佩戴水胶体造口底盘。

（4）患者佩戴底盘反复渗漏，伤口疼痛、不愈合造成患者烦躁，做好治疗过程的宣教、沟通工作，必要时服用止痛药。

（5）进行高蛋白饮食和全身营养支持。

【治疗过程 -1】

局部处理如下。

（1）伤口换药：①碘伏消毒造口周围伤口；② 0.9% 氯化钠溶液彻底冲洗伤口；③对于伤口潜行，需要控制伤口感染，使用藻酸银离子敷料填充，促进伤口愈合。

（2）造口换药：①使用造口粉均匀涂抹造口周围皮肤以保证造口周围皮肤干爽；②均匀涂抹皮肤保护膜，使其在伤口造口周围皮肤形成均匀保护膜（图 6-33-3）；③使用防漏膏涂抹在造口周围，并覆盖银离子敷料（图 6-33-4）。④使用凸面底盘将造口突出，并且配合造口腰带使用（图 6-33-5）。

换药 2 次后，若渗漏仍控制不佳，伤口愈合缓慢，改用泡沫银敷料，其余方法同前。

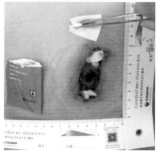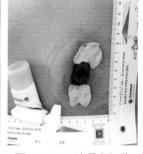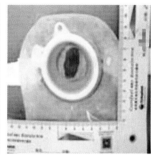

图 6-33-3　皮肤保护膜擦拭　　图 6-33-4　防漏膏加盖　图 6-33-5　凸面底盘配合腰带
　　　　　　　　　　　　　　　　　　　　银离子敷料

【局部评估 -2】

第 3 次换药时伤口评估见表 6-33-4 及图 6-33-6。

6-33-4　第 3 次换药时伤口评估

伤口部位	造口裈式远端
伤口类型	慢性伤口
伤口大小	近端：2.0 cm×1.0 cm；远端：1.5 cm×2.0 cm
伤口潜行	近端造口，12—2 点方向 0.5 cm 远端造口，5—7 点方向 0.3 cm
伤口颜色	100% 红色
伤口渗液	中量、血性
渗液气味	无异味
周围皮肤	无色素沉着
伤口边缘	规则
疼痛评分（NRS）	4 分

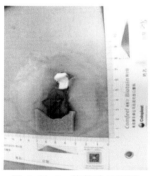

图 6-33-6　修剪造口周围
肉芽，填充泡沫银敷料

造口处理第 9 天评估见表 6-33-5 及图 6-33-7。

表 6-33-5　造口处理第 9 天评估

造口位置	左上腹
造口类型	横结肠裈式造口
造口直径	2.0 cm
造口高度	近端 1.5 cm 远端平齐
造口颜色	黏膜红色
排泄物	稀软便
DET 评分	6 分（D=3，E=3，T=0）

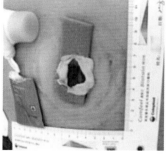

图 6-33-7　使用防漏膏包围造口
周围皮肤

笔记

【思维导航 -2】

（1）伤口愈合不佳，仍是由大便反复污染所致，改用泡沫银敷料，控制感染的同时起到吸收的作用。

（2）DET 评分 6 分，继续使用凸面底盘配合腰带，收集排泄物。

（3）加强全身营养，给予心理支持。

【治疗过程 -2】

局部处理如下。

（1）伤口换药：①使用碘伏消毒造口周围伤口；②使用 0.9% 的氯化钠彻底冲洗伤口；③使用泡沫藻酸银离子敷料，吸收渗液，促进伤口愈合。

（2）造口换药：①使用造口粉均匀涂抹造口周围皮肤以保证造口周围皮肤干爽；②均匀涂抹皮肤保护膜，使其在伤口造口周围皮肤形成均匀保护膜；③使用防漏膏涂抹在造口周围。

继续使用凸面底盘将造口突出，并且配合造口腰带使用。

【局部评估 -3】

经过 23 天 11 次换药，造口旁的伤口完全愈合，DET 评分为 0 分。

第 11 次伤口评估见表 6-33-6 及图 6-33-8。

表 6-33-6　第 11 次伤口评估

伤口位置	造口近端远端
伤口类型	伤口愈合
伤口大小	愈合
潜行	无
伤口颜色	正常
伤口渗液	无
气味	无异味
周围皮肤	无色素沉着
伤口边缘	规则
疼痛评分（NRS）	0 分

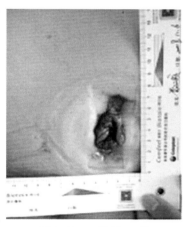

图 6-33-8　治疗 23 天

造口处理第 23 天见表 6-33-7 及图 6-33-9。

表 6-33-7　造口处理第 23 天第 11 次

造口位置	左上腹
造口类型	横结肠袢式造口
造口直径	2.0 cm
造口高度	近端 1.5 cm 远端 1.0 cm
造口颜色	黏膜红色
排泄物	稀软便
DET 评分	0 分

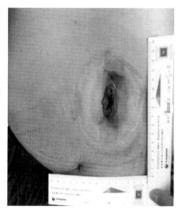

图 6-33-9　伤口造口愈合

【出院指导】

（1）正确使用造口袋操作流程，有效管理好肠造口的粪便，防止肠内容物再次污染伤口。

（2）家属参与伤口处理的全过程，取得患者家属的理解及信任，做好宣教。

（3）动态复查患者蛋白质情况，伤口愈合需要营养支持，低蛋白血症亦是伤口不愈的主要因素。根据患者蛋白质情况及时补充蛋白质，指导其加强营养。进食高蛋白、高能量、高维生素的食物。

（4）加入造口微信群，有情况随时联系。

点睛之笔

1. 肠道手术本身即是污染手术，造口周围伤口不愈合往往是造口排泄物污染导致感染，治疗此类伤口的关键环节就是要管理好造口的粪便，管理粪便的关键点就是隔离措施的有效性，防漏膏就起到重要的隔离作用。本例患者没有按照 ARC 原则合理使用造口附件用品防漏膏，这是导致粪便渗漏的主要原因之一。

2. 伤口在造口周围并发感染，主要细菌是大肠埃希菌、粪肠球菌、大肠杆菌、痢疾杆菌、产气荚膜杆菌等，因此每次更换造口袋时，必须彻底冲洗伤口中的粪便，降低细菌负荷，同时局部使用银离子敷料控制感染，以上两种措施缺一不可。

3. 未达到理想状态的造口，如形状、大小、位置、开口方向、突出腹壁的高度，均是发生粪便渗漏的原因。本案例因造口平齐，排泄物无法被完全收集到造口袋，导致粪便污染造口周围伤口，致伤口感染迁延不愈，治疗师须根据个性化的造口选择适宜的造口底盘。

4. 在护理造口周围伤口时，通过饮食指导，控制粪便的稠度，亦可以作为防止粪便渗漏的辅助措施。本案例治疗师专业不精、经验不足，治疗伤口期间未考虑使用该措施来促进伤口愈合。

魏伟　张媛

034 系统性硬化症回肠造口周围皮肤感染伴皮肤黏膜分离

系统性硬化症（systemic sclerosis，SSc）是一种病因不明且以皮肤增厚和纤维化、微血管改变和细胞免疫、体液免疫异常为特征，可累及心、肺、肾和消化道等内脏器官的自身免疫性疾病，最终导致组织和器官萎缩硬化，预后不良。在此皮肤周围开放造口发生并发症的概率较大。

病历摘要

患者，男性，41 岁，主诉：右下腹疼痛 7 天，SSc 2 个月。入院诊断为感染中毒性休克。

【现病史】

行造口术原因为结肠病变不明，2021 年 5 月 24 日行回肠祥式造口术。

【既往史】

既往体健，无长期慢性病病史；无食物、药物过敏史；无烟酒嗜好。

【全身评估 -1】

体温 39.5 ℃，脉搏 120 次 / 分，呼吸 30 次 / 分，血压 94/48 mmHg。

【辅助检查 -1】

诊断性穿刺：黄色浑浊液体，考虑为感染性腹腔积液伴坏死物。

实验室检查：白细胞 9.65×10^9 ↑；淋巴细胞 7.4% ↓；单核细胞 16.4% ↑；血糖 2.0 mmol/L ↓，HIV（-）；乙肝五项正常；抗核抗体谱正常；红细胞沉降率 36 mm/h ↑；C- 反应蛋白 202 mg/L ↑；白蛋白 47 g/L。

病原学检查：细菌培养大肠埃希菌（+）。

治疗与护理

【局部评估 -1】

造口评估，第 1 次处理见表 6-34-1 及图 6-34-1。

表 6-34-1 造口评估第 1 次处理

造口位置	右下腹
造口类型	回肠袢式造口
造口高度	高于皮肤 2.5 cm
造口颜色	50% 红色 50% 黄色
排泄物	稀状褐色
DET 评分	8 分（D=4，E=4，T=0）

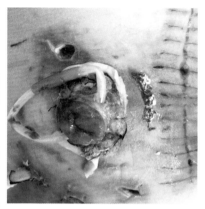

图 6-34-1 回肠袢式造口

【思维导航 -1】

（1）患者合并 SSc，皮肤较硬，避免与底盘黏胶发生张力性水疱。

（2）有效收集排泄物，避免污染伤口。

（3）选择抗感染敷料，控制伤口感染，促进造口周围伤口的愈合。

（4）DET 评分为 8 分，使用平面底盘，因造口距离伤口较近，裁剪底盘为偏心圆，提高造口底盘使用寿命。

（5）注意皮肤的保暖，给予心理支持，正确接纳造口。

【治疗过程 -1】

入院后给予患者激素、免疫抑制治疗，突发腹痛后，立即给予剖腹探查术，行回肠袢式造口，术后回 ICU 治疗，4 天后返回普通病房，打开造口发现造口周围出现皮肤感染。造口治疗师立即给予换药。

局部处理：使用黏胶祛除喷剂剥离造口底盘；碘伏消毒，0.9% 氯化钠冲洗造口及周围皮肤。细菌培养：大肠埃希菌。对造口周围伤口使用藻酸银离子水胶体敷料；使用造口护肤粉、皮肤保护膜、防漏贴环，使用平面底盘、造口底盘粘贴弹力胶贴。

211

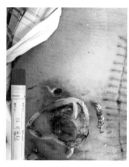
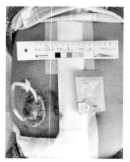
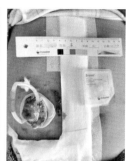

步骤 1　　　　　步骤 2　　　　　步骤 3　　　　　步骤 4

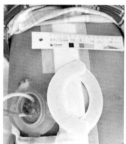
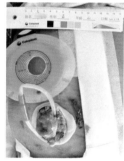
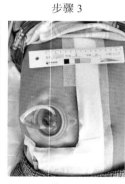
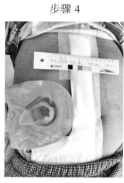

步骤 5　　　　　步骤 6　　　　　步骤 7　　　　　步骤 8

图 6-34-2　换药过程

【局部评估 -2】

造口评估第 3 次处理见表 6-34-2。

表 6-34-2　造口评估第 3 次处理

造口位置	右下腹
造口类型	回肠袢式造口
造口高度	高于皮肤 2.5 cm
造口颜色	75% 红色 25% 黄色
排泄物	稀状褐色
DET 评分	6 分（D=3，E=3，T=0）

【思维导航 -2】

（1）为了防止进一步的伤口感染出现，拆除支撑棒，拆除造口周围油纱布（图 6-34-3）。

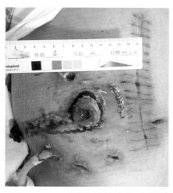

图 6-34-3　拆除油纱布与支撑棒

（2）拆除油纱布后发现造口周围有浅层黏膜分离，并伴有出血。

（3）针对发生的并发症，在造口根部使用藻酸银离子敷料，促进皮肤黏膜分离的愈合。

（4）DET 评分为 6 分，按照 ARC 更换方法佩戴造口底盘。

（5）患者为中年男子，当其无法接受造口时，一定要在换药后再与患者做指导，正确接纳造口。

【治疗过程 -2】

局部处理：拆除纱布支撑棒，浅层黏膜分离，周围伤口由藻酸银离子敷料填充，包括造口根部，促进伤口愈合；使用皮肤保护膜、防漏贴环，粘贴平面底盘（图 6-34-4）。

【局部评估 -3】

经过 8 次换药后进行造口评估并出院见表 6-34-3 及图 6-34-5。

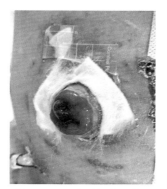

图 6-34-4　藻酸银离子敷料包围造口周围

表 6-34-3　经过 8 次换药后进行造口评估并出院

造口位置	右下腹
造口类型	回肠袢式造口
造口高度	高于皮肤 2.5 cm
造口颜色	100% 红色
排泄物	稀状褐色
DET 评分	0 分

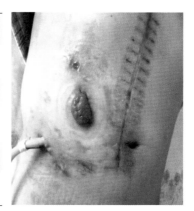

图 6-34-5　患者康复出院

【出院指导】

（1）遵循 ARC 更换流程进行更换底盘，管理好大便，避免发生渗漏，保护造口周围皮肤。

（2）合理规律饮食，作息时间规律。

（3）正确接受造口，保持愉悦的心情，等待造口还纳的时机。

（4）责任护士讲解治疗硬化症的服药方法、注意事项、复诊时间。

（5）造口治疗师与患者互留微信号，及时联系。

（6）因硬皮病患者皮肤的特殊性，需要选择柔软的造口底盘。

（7）油纱要尽早拆除，减少感染机会。

（8）动态评估，合理选择新型敷料及造口产品。

（9）减少患者痛苦，缩短愈合时间。

（10）加强心理护理，鼓励患者正确接受造口及全身营养。

点睛之笔

1. 因硬皮病患者皮肤的特殊性，需要选择柔软的造口底盘。

2. 油纱要尽早拆除，减少感染机会。

3. 动态评估，合理选择新型敷料及造口产品。

4. 减少患者痛苦，缩短愈合时间。

5. 加强心理护理，鼓励患者正确接受造口及全身营养。

魏伟　韩香

035 永久性结肠单腔造口坏死

肠造口缺血坏死是术后早期的并发症之一，通常发生在术后 24 ～ 48 小时，发生率为 2% ～ 17%，大部分发生坏死是术后 48 小时内造口皮肤黏膜分离，从而造成缺血坏死，当缺血坏死发生后应积极清除坏死组织，进一步控制造口感染，愈合分离的黏膜皮肤，减轻患者的生活负担，最终目标是患者可以自行管理造口。

病历摘要

患者，女性，64 岁，入院诊断为直肠癌，入院时间 2019 年 11 月 18 日，11 月 28 日行直肠肿物切除、乙状结肠造瘘术、左下腹永久性结肠单腔造口，腹部平坦，周围皮肤无褶皱。

【现病史】

患者术后第 2 天，精神萎靡，少言寡语。术后给予抗感染、补液、营养支持治疗，造口处安置底盘。造口黏膜发黑，皮肤黏膜分离，造口治疗师立即给予换药处置。

【既往史】

无。

【全身评估 -1】

体温 37.5 ℃，脉搏 94 次 / 分，呼吸 20 次 / 分，血压 166/88 mmHg。患者左下腹部一结肠单腔造口，伴造口坏死，心肺肾功能良好。

【辅助治疗 -1】

实验室检查：白细胞 11.65×10^9 ↑；单核细胞 16.4% ↑；血糖 5.9 mmol/L；HIV（﹣）；乙肝五项正常；总蛋白 40 g/L ↓。

治疗与护理

【局部评估 -1】

造口治疗第 1 天首次局部评估见表 6-35-1 及图 6-35-1。

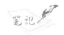
笔记

表 6-35-1　造口治疗第 1 天首次局部评估

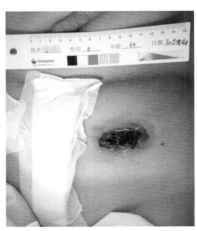

图 6-35-1　造口初期

造口位置	左下腹
造口类型	结肠单腔造口
造口大小	20 mm 造口，皮肤黏膜完全浅层分离
造口高度	低于皮肤 1 cm
造口颜色	黏膜 100% 黑色
排泄物	黄色糊状
疼痛评分	6 分
DET 评分	2 分（D=2，E=0，T=0）

【思维导航 -1】

造口术后第 2 天，造口黏膜分离，肠管发黑，造口周围皮肤发红，属于造口坏死表现；造口及周围需要及时处理，清除坏死组织，避免发生感染；使用过氧化氢溶液冲洗，对细菌有抑制作用，冲洗后产生气泡有利于清除坏死组织，浓氯化钠溶液填充，在高等渗环境下起抑制细菌作用。

【治疗过程 -1】

局部处理：首先用碘伏消毒造口及周围皮肤，将油纱布拆除，0.9% 氯化钠冲洗，将坏死组织切除，完全暴露内陷造口；过氧化氢冲洗，浓氯化钠纱布填塞造口周围，常规使用造口护肤粉、皮肤保护膜、防漏膏后，佩戴胜舒凸面底盘，配合腰带加压（图 6-35-2）。

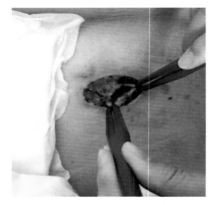

图 6-35-2　剔除坏死组织

【局部评估 -2】

造口治疗第 5 天第 3 次评估见表 6-35-2 及图 6-35-3。

表 6-35-2　造口治疗第 5 天第 3 次评估

造口位置	左下腹
造口类型	结肠单腔造口
造口大小	20 mm 造口，皮肤黏膜部分浅层分离
造口高度	6—12 点方向齐平皮肤 12—18 点方向低于皮肤 1 cm
造口颜色	25% 黄色
排泄物	黄色糊状
疼痛评分	4 分
DET 评分	0 分（D=0，E=0，T=0）

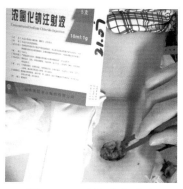

图 6-35-3　过氧化氢冲洗

【思维导航 -2】

造口术后第 5 天换药；造口坏死组织均已完全脱落，颜色为粉红色，但 6—12 点方向平齐皮肤，12—18 点方向低于皮肤 1 cm，需要使用藻酸银离子敷料进行填充，促进愈合。继续使用凸面底盘结合腰带加压。

【治疗过程 -2】

局部处理：用碘伏消毒造口及周围皮肤，0.9% 氯化钠冲洗，内陷处填塞藻酸银离子敷料，常规使用造口护肤粉、皮肤保护膜、防漏膏后，上胜舒凸面底盘，胜舒 Mio 凸面底盘腰带加压（图 6-35-4）。

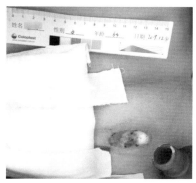
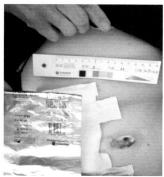

过氧化氢冲洗　　　　　　藻酸银离子敷料填充

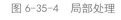

图 6-35-4　局部处理

【局部评估 -3】

造口治疗第 20 天第 7 次评估见表 6-35-3 及图 6-35-5。

表 6-35-3　造口治疗第 20 天第 7 次评估

造口位置	左下腹
造口类型	结肠单腔造口
造口大小	20 mm
造口高度	6—12 点方向高于皮肤 1 cm 12—18 点方向齐平皮肤
造口颜色	100% 红色
排泄物	黄色糊状
疼痛评分	2 分
DET 评分	0 分（D=0，E=0，T=0）

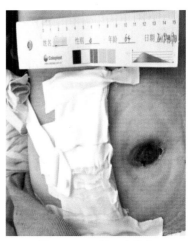

图 6-35-5　第 7 次换药

【出院指导】

（1）患者家住农村，医疗条件差，缺乏医疗知识，造口治疗师讲解回家继续治疗的必要性，制定具体治疗方案，记录在病历本上。

（2）伤口治疗师向患者及家属演示换药的过程，讲解测量伤口的具体方法、为伤口留取影像资料的方法及各种敷料的使用方法。

（3）责任护士讲解服药方法、注意事项、复诊时间。

（4）伤口治疗师与患者互留微信号，及时联系。

【治疗过程 -3】

局部处理：换药方法同前，继续使用藻酸银对凹陷处进行填充，保护造口周围皮肤。

【转归／随访】

经过 39 天治疗，患者造口呈现 100% 粉红色，高于皮肤 2 cm，排泄物正常（图 6-35-6）。

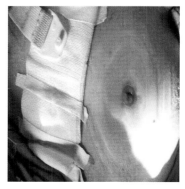

图 6-35-6　出院后回访

笔记

点睛之笔

1. 不能逆转手术所造成的缺血，但一定要掌握准确判断造口坏死种类的方法，及时解除加重造口缺血的因素。

2. 待坏死组织与正常组织接线清晰时，可通过保守锐性清创方法逐渐清除坏死组织。

3. 油纱要尽早拆除，减少感染机会。

4. 动态评估，合理选择新型敷料及造口产品。

5. 减少患者痛苦，缩短愈合时间。

6. 加强心理护理及全身营养。

魏伟　韩香

036 乙状结肠造口术后手术伤口感染并发多种造口并发症

常见造口并发症有造口水肿、造口脱垂、造口皮肤黏膜分离、造口狭窄、造口出血、造口缺血和坏死、造口肉芽肿、造口回缩、造口旁疝。

造口周围皮肤并发症有刺激性皮炎、过敏性皮炎、机械性损伤、真菌感染、造口周围静脉曲张、造口处肿瘤、毛囊炎等。

病历摘要

患者，女性，72 岁，退休职工，于 2019 年 1 月 29 日入院。主诉：间断便血一月余。经完善检查于 2 月 4 日全麻下行直肠癌根治术，乙状结肠造口术。

【全身评估 -1】

患者情绪稳定，配合治疗。BMI 29.1 kg/m^2。无特殊疾病及过敏史。

【辅助检查 -1】

术后白蛋白 27.5 g/L，血常规：WBC 12.41 × 10^9/L，中性粒细胞百分比 91%，血红蛋白 86 g/L。

治疗与护理

【局部评估 -1】

造口充血、水肿，排泄口明显高于腹壁皮肤 6.5 cm。

造口周围皮肤黏膜：7—11 点方向部分分离。分离面积：约 3.0 cm × 1.5 cm；分离深度：3.0 cm。

伤口：3.0 cm × 2.5 cm；伤口深 2.5 cm，渗出液多，周围皮肤红肿，疼痛评分（NRS）8 分。

诊断：伤口感染，乙状结肠造口脱垂、水肿、造口皮肤黏膜分离。

【思维导航 -1】

通过对患者进行全身及局部评估，制定治疗方案如下。

1 清创前行伤口分泌物培养。

2 清创：机械清创＋组织自溶，清除坏死组织。

3 控制感染：根据伤口局部红、肿、热、痛的表现，并有血性和脓性黏稠分泌物，考虑继发感染。去除感染的坏死组织，给予含银藻酸盐填充条敷料控制感染。

4 促进愈合：保持湿性环境，促进肉芽组织增生。

5. 加强营养，纠正低蛋白血症及贫血。

6. 胜舒两件式平面造口用品

7.10% 高渗盐水纱布湿敷造口，消除水肿。

8. 每日扩肛 1 次，防止造口狭窄。

【治疗过程 -1】

伤口历经 24 天 10 次换药，处理重点环节如下。

伤口治疗第 1 天首次局部评估见表 6-36-1，处理方法见图 6-36-2 ～ 6-36-4。

表 6-36-1　伤口治疗第 1 天首次局部评估及处理方法

局部评估		处理方法
部位	左下腹伤口、乙状结肠造口	首先碘伏消毒创面及创面皮肤，用无菌镊及碘伏纱布机械清除坏死组织；再用 0.9% 氯化钠溶液棉球清洗脱碘；二级敷料选择含银藻酸盐敷料填充伤口及造口皮肤黏膜分离处，控制感染，缓解疼痛；造口周边皮肤喷洒造口粉后，涂擦皮肤保护膜。外层选择带边泡沫敷料，依造口底径裁剪合适孔径，覆盖伤口及造口周边。其上粘贴两件式造口底盘，10% 高渗盐水纱布包绕湿敷造口，以利水肿消除，最后套造口袋。换药频率为隔日 1 次。
伤口大小	3.0 cm × 2.5 cm	
造口高度	高于腹壁 6.5 cm	
造口水肿程度	明显	
皮肤黏膜分离面积	3.0 cm × 1.5 cm	
皮肤分离深度	3 cm	
疼痛评分（NRS）	8 分	

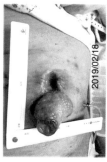 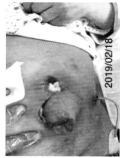 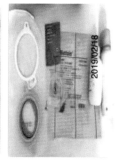 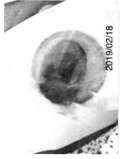

图 6-36-1　首次评估　图 6-36-2　清创 - 填充　图 6-36-3　控制感染　图 6-36-4　吸收渗液

伤口治疗 8 天第 2 次局部评估见表 6-36-2 及图 6-36-5，处理方法见图 6-36-6。

表 6-36-2　伤口治疗 8 天第 2 次局部评估及处理方法

局部评估		处理方法
部位	左下腹伤口、乙状结肠造口	伤口清洁、清创方法同前。因患者诉仍感疼痛，局部仍有感染症状。继续选择含银藻酸盐敷料填充组织自溶、控制感染、吸收渗液、缓解疼痛；患者活动量增加，使用橡皮膏对拉固定伤口，以促愈合。三级敷料仍为带边泡沫敷料，吸收渗液并保持湿度平衡。给予造口扩肛 1 次，余处理同前，换药频率为 3 日 1 次。
伤口大小	2.3 cm × 1.8 cm	
造口高度	高于腹壁 4.1 cm	
造口水肿程度	明显	
皮肤黏膜分离面积	2.6 cm × 1.2 cm	
皮肤分离深度	2.5 cm	
疼痛评分（NRS）	4 分	

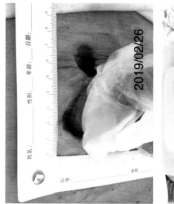 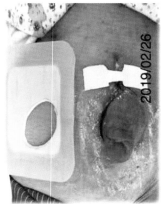

图 6-36-5　第 2 次局部评估　　图 6-36-6　消毒 - 清创 - 对拉

伤口治疗 21 天（出院日）第 3 次局部评估见表 6-36-3 及图 6-36-7，处理方法如图 6-36-8 所示。

表 6-36-3　伤口治疗 21 天（出院日）第 3 次局部评估及处理方法

局部评估		处理方法
部位	乙状结肠造口	患者诉造口周围皮肤疼痛，给予 0.9% 氯化钠清洁皮肤后，反复多次喷洒造口粉、涂擦皮肤保护膜，增加保护隔离层，其余换药同前。并于当日办理出院。治疗第 24 天（出院 3 日后）患者电话反馈伤口愈合，造口周边皮肤色泽正常。之后居家自行更换造口，科室每周微信回访 1 次，恢复良好。
伤口大小	愈合	
造口高度	2.6 cm	
造口水肿程度	减轻	
皮肤黏膜分离面积	0.6 cm × 0.8 cm	
皮肤分离深度	0.5 cm	
造口周围并发症	刺激性皮炎	
疼痛评分（NRS）	5 分	

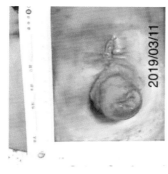 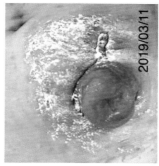

图 6-36-7 第 3 次评估　　　　图 6-36-8 换药

点睛之笔

1. 处理造口周围皮肤黏膜分离为何选择藻酸银敷料？

答：藻酸银敷料具有十分强的吸收作用，天然的藻酸盐提取纤维和钙离子的混合物柔软，可填充伤口腔隙，并有效祛除伤口中坏死组织，快速、大量、垂直吸收渗液，并形成凝胶有效保护创面及周围皮肤。具有可无创性取出、促进自体溶解清创的特征。

2. 造口周围皮肤黏膜分离常见原因？

答：肠造口皮肤黏膜分离是由于患者肠造口肠壁黏膜部分坏死、黏膜缝线脱落、腹压过高、造口感染、营养不良、长期使用类固醇药物或患糖尿病等，造成肠造口黏膜缝线处的组织愈合不良，使皮肤与肠造口黏膜分离出现开放性创口。

3. ARC 造口更换护理流程如下。

（1）使用不含酒精的湿巾或者 0.9% 氯化钠溶液擦洗造口周围皮肤（图 6-36-9）。

（2）测量造口根部尺寸，并用弯剪裁剪出大于测量尺寸 1～2 mm 的开口，并用手指捋平开口内缘，以防划伤造口（图 6-36-10）。

（3）将造口护肤粉均匀涂抹在造口周围皮肤，适当停留后清理多余粉末（图 6-36-11）。

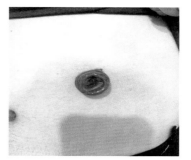

图 6-36-9 清洁造口周围皮肤

（4）取一片皮肤保护膜，将其沿着同一方向均匀涂抹在要粘贴底盘的造口周围皮肤上，十几秒后即可形成一层透明的膜状保护层（图 6-36-12）。

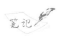
笔记

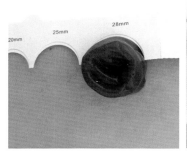
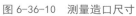
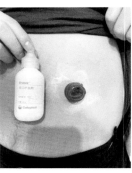
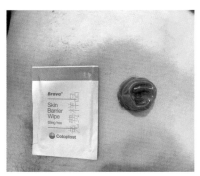

图 6-36-10　测量造口尺寸　　图 6-36-11　涂抹造口护肤粉　　图 6-36-12　贴皮肤保护膜

（5）在造口根部均匀涂抹，用手或者湿棉签按压防漏膏，使其均匀紧密贴合在造口周围，与皮肤形成坡形平面（图 6-36-13）。

（6）将裁剪好后的底盘除去底盘保护纸，把底盘沿着造口自上而下紧密粘贴在皮肤上，并用手指由内向外画圈式按压整个底盘黏胶（图 6-36-14）。

（7）取下两件式开口袋，将排放口按压折痕 3～4 圈，然后折叠排放口两端扣紧，拉着小凸耳，自下而上，将造口袋连接环的底部与底盘扣合，调整袋子至合适方向后扣紧锁扣，听到咔嗒声说明袋子已经扣好（图 6-36-15）。

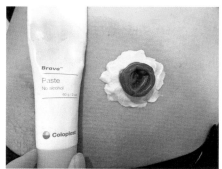
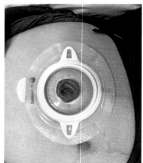
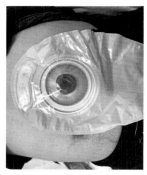

图 6-36-13　紧密贴合防漏膏　　图 6-36-14　固定底盘黏胶　　图 6-36-15　安装造口袋

（8）佩戴好后对袋子和底盘进行按压，以确保底盘更好地与皮肤贴合，按压时间不少于 2 分钟。

赵清丽　魏伟　韩香

笔记

224

037 输尿管皮肤造口周围皮肤损伤

泌尿造口是指当泌尿系统某一器官发生严重的不可逆病变，难以用尿路成形方法恢复从尿道排尿，可将尿路直接或间接开口于腹壁。经腹壁将尿液排出体外。输尿管皮肤造口是永久性造口，对造口的护理将伴随终生，掌握造口护理技能及相关知识，能有效避免并发症的发生并减轻患者痛苦及经济负担，对改善患者今后生活质量有着重要意义。

病历摘要

患者，男性，72 岁，主诉：造口周围皮肤损伤伴疼痛 3 天余。于 2021 年 10 月 21 日前来就诊。

【现病史】

患者于 2021 年 9 月 2 日行根治性右肾输尿管全长切除术 + 根治性膀胱全切术 + 右腹膜后淋巴结清扫术 + 盆腔淋巴清扫术 + 左输尿管皮肤造口术。术后造口及伤口愈合良好，使用泌尿造口底盘 1 月余，造口周围出现皮肤损伤伴疼痛，就诊于门诊，伤口治疗师接诊。

【既往史】

糖尿病 10 余年，口服阿卡波糖，控制尚可，测随机血糖 8.7 mmol/L；吸烟 50 年，每日 1 包；否认过敏史。

【全身评估 -1】

患者精神及食欲好、生命体征平稳。

治疗与护理

【局部评估 -1】

首诊局部评估见表 6-37-1 及图 6-37-1。

225

表 6-37-1　首诊局部评估

伤口位置	左下腹输尿管皮肤造口周围
伤口形状	不规则
渗出液	少量（血清性）
基底组织	100% 红色
周围皮肤	潮红
疼痛评分（NRS）	3 分

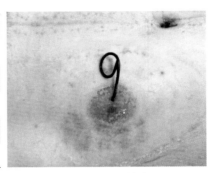

图 6-37-1　首诊

【思维导航 -1】

（1）清洁：选择 0.9% 的氯化钠溶液进行造口及周围皮肤清洗。

（2）隔离：创面处发红，有少量渗液，应保持创面干燥，隔离排泄物，增加底盘黏胶贴合度，选择造口粉及皮肤保护膜能有效保护皮肤。

（3）预防渗漏：为减少尿液对皮肤的刺激，在保护皮肤的同时，预防渗漏是关键，选择防漏可塑贴环能降低渗漏概率。

（4）照护者教育：及时更换，增强意识。

【治疗过程 -1】

局部处理：首先用 0.9% 的氯化钠棉球清洗造口及周围皮肤，保持皮肤的清洁和干燥，合理裁剪造口底盘，孔径比造口大 1 ～ 2 mm，用手捋顺开口内侧，再涂抹造口粉使其吸收，后使用皮肤保护膜等待成膜（重复 3 遍）（图 6-37-2），最后使用防漏贴环（图 6-37-3），在更换底盘时使用黏胶祛除喷剂，切勿用力揭除，防止机械性损伤。

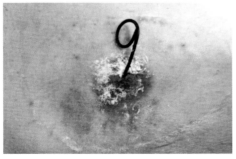

图 6-37-2　涂抹造口粉

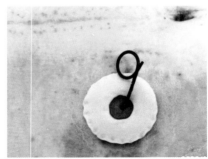

图 6-37-3　使用防漏贴环

全身干预：指导患者规律口服降糖药物，控制血糖。戒烟、限酒，少吃或不吃辛辣、刺激性食物，多饮水，勤放尿以减轻尿液对皮肤的刺激。

【随访】

2021 年 11 月 4 日电话回访，造口周围皮肤损伤愈合。

点睛之笔

1. 伤口护肤粉主要成分为羧甲基纤维素钠，具有较强的吸收能力，能有效吸收过量的液体，保持皮肤的干爽，且羧甲基纤维素钠能促进破损伤口的愈合。造口皮肤保护喷剂喷洒后会在皮肤表面形成一个无痛保护膜，能有效隔离排泄物，降低病原菌的侵袭风险，保护皮肤免受排泄物浸渍及刺激，从而促进皮损愈合。

2. 对严重失禁性皮炎使用造口护肤粉后，再涂抹或喷洒保护膜，待保护膜形成且干燥后再重复涂抹粉及膜 2 ～ 3 次，以达到严密保护效果，也可使用水胶体敷料能够促进创面愈合。

3. 失禁性皮炎的预防是关键，揭除底盘后须仔细检查造口周围皮肤，常规使用附件产品能有效保护皮肤，预防渗漏。

4. 规律更换底盘，在浸渍出现前和渗漏发生前进行造口装置的更换。

5. 对于失禁性皮炎应预防大于治疗，早期、及时使用皮肤保护产品是减少造口周围皮肤损伤最简单、最有效的方法。

乔延华　韩香

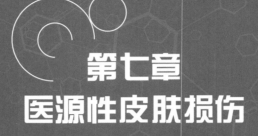

第七章
医源性皮肤损伤

038　新生儿右足背静脉 TPN 输液外渗

静脉输液外渗是指在输液过程中药液渗漏在静脉以外的软组织。一般初期表现为肿胀、胀痛、中度或重度疼痛，常为烧灼、刺痛、局部红肿、抽无回血，进而皮肤暗紫、变硬。依据 INS 标准分为 4 个等级：Ⅰ 级症状为皮肤发白、发凉、局部疼痛，水肿范围最大直径 < 2.5 cm；Ⅱ 级症状为皮肤发白、发冷、疼痛，水肿范围在 2.5 ~ 15.0 cm；Ⅲ 级症状为伴有皮肤发白、发麻、疼痛，水肿范围 > 15.0 cm；Ⅳ 级症状为伴有皮肤发白、发紧、疼痛、淤伤，水肿范围 > 15.0 cm。

病历摘要

患儿，男性，37 周出生的早产儿，实际月龄 4 周，右足背静脉输注 TPN 发生液体外渗 2 级。

【现病史】

患儿于 2014 年 11 月 24 日静脉输注 TPN，早晨 6 时 30 分发现液体外渗，遂给予积极处置。

【既往史】

无。

【全身评估 -1】

患儿神志清楚，精神尚可，体重 3550 g，身长 54 cm，生命体征平稳，每日给予静脉营养支持治疗。

治疗与护理

【局部评估 -1】

右足背静脉输液外渗 2 级见表 7-38-1 及图 7-38-1。

表 7-38-1　右足背静脉输液外渗 2 级

部位	右足背及足踝
大小	足踝部 7.0 cm×6.0 cm 红肿，右足背可见约 3.5 cm×2.5 cm 皮肤撕脱，其中 2.5 cm×2 cm 白斑
渗出液	皮损处少量渗出液，清亮色
基底组织	75% 红色组织，25% 白斑
周围皮肤	红、肿、热、痛
疼痛评分（FPS）	9 分

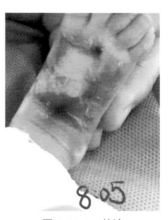

图 7-38-1　首诊

【思维导航 -1】

（1）立即停止输液，抬高患肢，禁止对该区域施加压力，通知医疗团队。

（2）依据 INS 标准准确评估输液外渗分级为 2 级，采取对该区域持续评估、拍照、监测，动态记录皮肤完整性、疼痛水平、感觉和肢体的运动功能及护理干预措施等。

（3）遵医嘱给予局部湿敷治疗。

（4）识别组织损伤的进展或恶化，针对事件逐级上报。

【治疗过程 -1】

发现输液外渗时，立即停止输液，禁止对该区域施加压力，抬高患肢以促进淋巴再吸收，通知医疗团队遵医嘱给予湿敷以减轻红肿，首先使用 50% 硫酸镁湿敷右足及右小腿 20 分钟（图 7-38-2）；对发白处皮肤外敷酚妥拉明（原液 1 mL+0.9% 氯化钠 1 mL）持续湿敷至 11 时（图 7-38-3），水肿减轻，创面局限后使用依沙吖啶（利凡诺）纱布外敷 30 分钟，每 4 小时 1 次，间隔期间使用多磺酸黏多糖乳膏（喜疗妥），外涂，每 4 小时 1 次，创面进一步局限，右足踝红肿减轻（图 7-38-4）。患儿生命体征平稳，全身继续营养支持，各项治疗配合好。

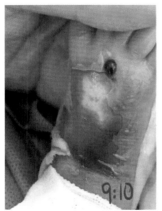 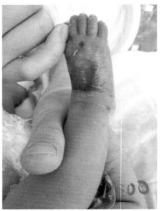 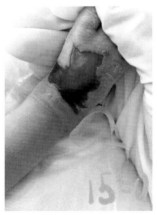

图 7-38-2　50% 硫酸镁　　图 7-38-3　酚妥拉明湿敷　　图 7-38-4　利凡诺与
　　纱布湿敷　　　　　　　　白斑处　　　　　　　　喜疗妥交替使用

【局部评估 -2】

右足背静脉输液外渗 2 级见表 7-38-2。

表 7-38-2　右足背静脉输液外渗 2 级

部位	足背部
大小	水肿明显减轻 创面局限 3.5 cm × 3.0 cm
渗出液	无
基底组织	100% 黑色组织
周围皮肤	红、肿、热、痛
疼痛评分（FPS）	8 分

笔记

【思维导航 -2】

足踝及足部水肿退去，此时利用氦氖激光治疗仪激光共振发出的微波，加热局部，缓解创面周围组织红、肿、热、痛，起到消炎、镇痛、扩张血管促进吸收，避免感染的目的。

【治疗过程 -2】

每日给予氦氖激光照射 20 分钟 2 次，喜疗妥外用，每 4 小时 1 次。患儿生命体征平稳，各项治疗配合好（图 7-38-5）。

【局部评估 -3】

右足背静脉输液外渗 2 级见表 7-38-3。

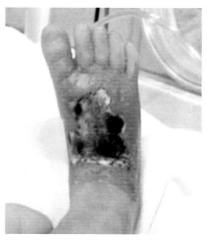

图 7-38-5　氦氖激光与喜疗妥交替使用

表 7-38-3　右足背静脉输液外渗 2 级

部位	足背部
大小	创面局限 3.5 cm × 3.0 cm
渗出液	无
基底组织	100% 黑色组织
周围皮肤	创面与周围皮肤组织分离
疼痛评分（FPS）	6 分

【思维导航 -3】

（1）患儿创面局限，坏死组织与周围皮肤分离，采取保守锐性清创（图 7-38-6）。

（2）清除焦痂后可见血管黑色坏死，并暴露部分肌腱，考虑给予少量清创胶，保护肌腱，清除坏死组织。

（3）待创面 100% 红色后仅给予水胶体敷料外敷，利用其亲水性颗粒吸收创面渗液的能力，形成类似凝胶的半固体物质，附着于伤口基部，形成密闭且有一定压力的湿性愈合环境，避免肉芽组织过度增生。

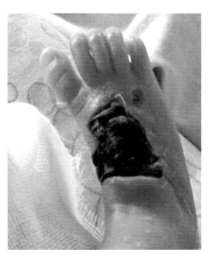

图 7-38-6　给予保守锐性清创

【治疗过程 -3】

清除焦痂后，一级敷料使用清创胶，二级敷料使用顺应性强的自粘泡沫敷料（图 7-38-7），隔 2 日换药 1 次。完全清除坏死组织待创面 100% 红色后仅使用水胶体敷料外敷（图 7-38-8），隔 4 日换药 1 次。

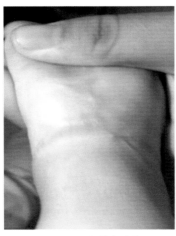 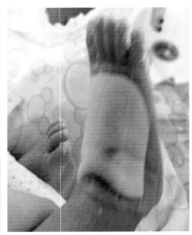

图 7-38-7　自粘泡沫敷料　　　　　图 7-38-8　水胶体敷料

【转归／随访】

经过 29 天，输液外渗处理 36 次，伤口换药 7 次，伤口最终愈合（图 7-38-9）。

2 个月后随访，患者伤口愈合好（图 7-38-10），脚部功能良好，活动不受限。

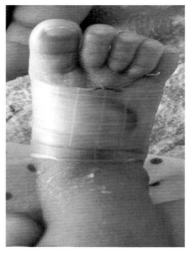 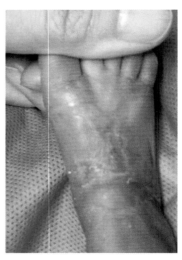

图 7-38-9　伤口愈合　　　　　　图 7-38-10　2 个月后随访

点睛之笔

　　静脉外渗的处理进程直接影响伤口愈合进程，本案例处理有分阶段整体观念。根据静脉渗出溶液的特性和当时现存条件及时采取先局限损伤、消红肿，待损伤组织与正常组织分界清晰后，采取清创以促进肉芽生长的干预措施。在这里给读者提供一些新的可能，如 2016 年美国静脉输液护理学会《输液治疗实践标准》提到重组透明质酸酶是一个增加药物在组织中吸收和分散的酶，其不来源于动物，具有较低的过敏反应风险。适用于抗肿瘤和无细胞毒性的药物、高渗溶液（如胃肠外营养和钙盐）和 X 线造影外渗事件发生 1 小时内进行皮下注射可产生最好的结果。

佟金谕　谢丽红　韩香

039 PICC 置管处医用黏胶相关性皮肤损伤

医用黏胶相关性皮肤损伤是指在移除黏胶产品后 30 分钟及以上出现持续性红斑和（或）其他的皮肤异常（包括但不限于水疱、大疱、糜烂或撕裂）。为最大限度降低医用黏胶相关性皮肤损伤的风险，在使用黏胶剂产品前、使用期间及更换黏胶产品时均应对皮肤进行系统评估，了解患者是否存在医用黏胶相关性皮肤损伤，明确患者是否已存在或疑似黏胶过敏史。

病历摘要

患者，女性，40 岁，主因右乳癌术后预行第 6 次化疗入院。

【现病史】

患者 2020 年 11 月 5 日行右乳癌改良根治术。术后病理示右乳浸润性导管癌。术后给予化疗。11 月 13 日遵医嘱为患者左上臂贵要静脉留置 4F 单腔 PICC 导管，每周维护 1 次。2021 年 4 月 7 日因行第 6 次化疗而住院，患者左上臂留置 PICC 导管贴膜下皮肤出现异常。

【既往史】

既往体健，无长期慢性病及食物、药物过敏史，无烟酒嗜好。

【全身评估 -1】

入院后查体：患者神志清楚，精神、食欲尚可。生命体征平稳，无发热症状，体型匀称。贴膜下皮肤瘙痒难忍，伴水疱形成、部分皮肤破溃、渗液。

治疗与护理

【局部评估 -1】

首诊局部评估见表 7-39-1 及图 7-39-1。

表 7-39-1　首诊局部评估

伤口位置	左上臂留置 PICC 导管处
伤口类型	急性伤口
伤口大小	10 cm × 20 cm
伤口形状	椭圆形
伤口周围	边界清楚，皮肤正常
伤口颜色	100% 发红、肿胀、散在水疱，大部分已破溃
渗出液	少量淡黄色渗出液
气味	无异味
疼痛评分（NRS）	0 分

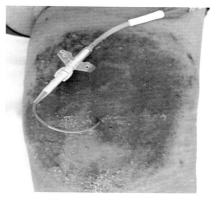

图 7-39-1　PICC 置管处

【思维导航 -1】

（1）患者皮肤损伤位于 PICC 贴膜下，与周围皮肤边界清楚，考虑为医用黏胶相关性皮肤损伤，表现类型为黏胶过敏＋撕脱伤。应积极对症处理，抗过敏治疗，更换黏胶产品。

（2）治疗原则：积极寻找原因，合理增加换药次数，严格执行无菌操作原则，防止感染。

【治疗过程 -1】

局部处理：使用 0.9% 的氯化钠注射液 20 mL＋地塞米松注射液 10 mg 湿敷，湿敷后，碘伏消毒，使用 0.9% 的氯化钠注射液脱碘，使用水胶体透明敷料覆盖 PICC（图 7-39-2）。每日换药 1 次。

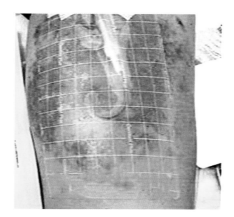

图 7-39-2　局部处理

暂不考虑全身用药。每日按时为患者测量体温，观察局部皮肤情况，重视患者主诉，如有异常，及时处理。

【全身评估 -2】

患者神志清楚，精神、食欲尚可，生命体征平稳，无发热症状，自觉贴膜下皮肤瘙痒明显好转。

【局部评估 -2】

4 天局部评估见表 7-39-2 及图 7-39-3。

表 7-39-2　4 天局部评估

伤口位置	左上臂留置 PICC 导管处
伤口类型	急性伤口
伤口大小	8 cm×10 cm
伤口形状	椭圆形
伤口周围	边界清楚，皮肤正常
伤口颜色	100% 暗红、肿胀减轻、破溃处皮肤已愈合
渗出液	无渗出液
气味	无异味
疼痛评分（NRS）	0 分

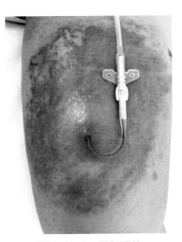

图 7-39-3　局部评估

【思维导航 -2】

经过 4 天治疗，皮损面积缩小，肿胀减轻，水疱消失，皮肤破溃处已愈合，提示上述处理有效，继续抗过敏治疗，水胶体透明敷料覆盖 PICC 导管，防止导管脱出。

【治疗过程 -2】

方法同前，每 2 日换药 1 次。

【转归／随访】

经过 10 天 7 次治疗，皮肤损伤愈合，存在色素沉着，无瘙痒主诉（图 7-39-4）。

患者按要求每周维护 1 次，皮肤情况良好（图 7-39-5）。

笔记

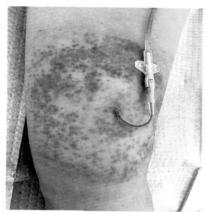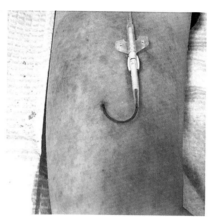

图 7-39-4 皮肤损伤愈合　　　　　图 7-39-5 皮肤恢复良好

点睛之笔

1. 医用黏胶相关性皮肤损伤的发生原因比较复杂，因此对患者进行全面评估非常重要，了解患者是否为过敏体质，是否有黏胶、消毒剂、材料等过敏史，以及评估患者的性别、年龄、皮肤状况、内外环境等因素的影响，以降低医用黏胶相关性皮肤损伤发生的风险。

2. 地塞米松注射液为长效的糖皮质激素，具有抗炎、抗过敏作用，局部湿敷可达到收敛、减少渗出的作用。本案例局部使用 0.9% 氯化钠注射液 20 mL+ 地塞米松注射液 10 mg 湿敷；起到抗过敏、止痒、减少渗出、消除皮疹的作用。

3. 本案例通过评估，考虑患者医用黏胶相关性皮肤损伤的发生与黏胶过敏有关，所以更换为水胶体透明敷料，取得了良好的治疗效果。水胶体透明敷料的主要成分为羧甲基纤维素钠，具有吸收性和自粘性，而自身很少发生过敏，可促进创面愈合，但应注意防止导管脱出。

赵继萍　韩香

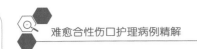
040 新生儿头孢呋辛液体外渗的皮肤损伤

药物外渗性皮肤损伤是指在输注腐蚀性药物时，药液从血管渗漏到周围组织内，引起的皮肤组织损伤。新生儿药物外渗的发生率很高，可达23%～63%。由于新生儿皮肤薄嫩、脂肪少，且血管细、脆弱、弹性差，以及角质层发育不成熟、易受损伤等，药物外渗后会出现水疱、溃疡、坏死，甚至侵犯周围结构，如肌腱、神经、肌肉，造成瘢痕、挛缩、截肢等。

病历摘要

患儿，男性，18天，第1胎第1产，顺产。因肺炎而持续泵入头孢呋辛（pH＞8.5），右足背发生药物外渗性皮肤损伤，为进一步诊治，于2017年9月15日转入伤口门诊，伤口治疗师接诊。

【现病史】

患儿出生后因肺炎在某三甲医院持续泵入头孢呋辛。护士巡视发现右足背发生药物外渗，立即停止输液并拔针，另行其他穿刺部位治疗，对渗出部位未做处理，第2天发现小腿肿胀，穿刺部位皮肤破溃。

【既往史】

患儿无食物、药物过敏史，无家族史。

【全身评估 -1】

患儿出生28天，神志清楚，精神、食欲差，家长配合治疗，担心伤口不愈合，影响外观和功能。自发病以来在当地采用硫酸镁湿敷，换药治疗后效果不明显。化验检查回报：白细胞 17.35×10^9/L，余无异常。

治疗与护理

【局部评估 -1】

首诊局部评估见表 7-40-1 及图 7-40-1。

表 7-40-1　首诊局部评估

伤口位置	右足背
伤口大小	3.3 cm × 3.2 cm
渗出液	少量
基底组织	100% 黄色组织
皮肤边缘	规则，内卷
周围皮肤	周围皮肤菲薄、脆弱
血运，肌力	正常
疼痛评分（VAS）	6 分

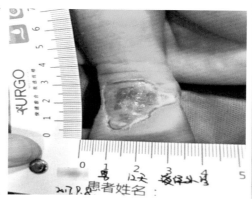

图 7-40-1　首诊局部

【思维导航 -1】

（1）此案例为药液外渗导致局部组织坏死，应尽早发现，尽早冷敷，避免进一步扩散，以免失去治疗的最佳时机。接诊时已进入组织坏死期，须彻底清除坏死组织，促进肉芽生长。

（2）新生儿皮下脂肪发育稚嫩，皮肤脆弱、穿透力强，敷料选用受限，粘贴性强的敷料会造成患儿黏胶性皮炎。

（3）伤口位于足背部，在清创过程中若损伤肌腱会影响肢体功能。

【治疗过程 -1】

局部处理：根据 TIME 原则首先进行"T"的处理，采用机械性清创，一人用温 0.9% 氯化钠溶液冲洗湿化伤口，另一人用血管钳夹取坏死组织及腐肉，暴露出健康组织（图 7-40-2、图 7-40-3）。内层敷料使用水凝胶加银离子藻酸盐覆盖创面；外层敷料使用硅胶泡沫敷料封闭伤口，再用弹力绷带固定。换药频率为 3 日 / 次，同法换药 2 次。

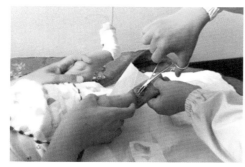

图 7-40-2　夹取坏死组织

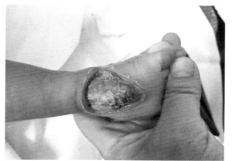

图 7-40-3　暴露健康组织

笔记

全身干预：加强功能锻炼，被动活动踝关节，避免创面瘢痕挛缩，影响日后功能。注意观察弹力绷带，防止卷边、卡压。

【全身评估 -2】

患者无发热症状，患儿家属配合治疗。

【局部评估 -2】

7 天局部评估见表 7-40-2 及图 7-40-4。

表 7-40-2　7 天局部评估

伤口位置	右足背
伤口大小	3.3 cm × 3.2 cm
渗出液	少量
基底组织	100% 红色组织
皮肤边缘	规则，内卷
周围皮肤	周围皮肤菲薄、脆弱
疼痛评分（VAS）	碰触时 6 分

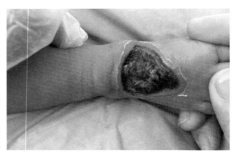

图 7-40-4　7 天局部评估

【思维导航 -2】

经过 2 次清创治疗，患儿伤口由原来的黄色伤口变为红色伤口，此阶段治疗应保持湿润平衡以促进肉芽组织生长。

【治疗过程 -2】

局部处理：进入肉芽组织生长阶段，内层敷料选择亲水纤维，外层敷料选择硅胶泡沫（图 7-40-5、图 7-40-6），此方法换药 25 天，共换药 4 次。

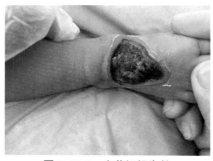

图 7-40-5　肉芽组织生长

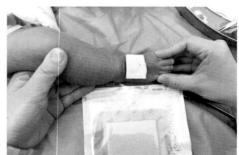

图 7-40-6　更换敷料

全身干预：病情得到有效控制，保证患儿喂补。

【转归／随访】

经过 40 天，18 次治疗，伤口最终愈合（图 7-40-7）。

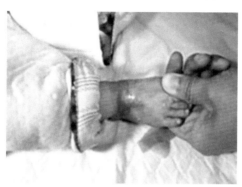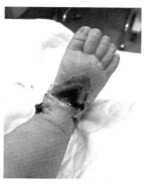

7-40-7　伤口愈合

点睛之笔

1. 头孢呋辛是一种广谱抗生素，pH > 8.5，接近腐蚀性药物。持续输注容易发生静脉炎，药液外渗引起局部的组织坏死。对此类静脉炎应早期发现、早期治疗，采用硫酸镁冷湿敷或水胶体外敷加冰。

2. 新生儿年龄小，早期坏死组织和正常组织分离不明显，首选自溶性清创，当坏死组织与正常组织分界明显时，再结合机械性清创加速清创过程，清创时应避免损伤神经、血管、肌腱。若不了解新生儿组织结构或经验不足的伤口治疗师，清创时应请医生会诊，签署知情同意书。

3. 新生儿皮肤尚未发育成熟，角质层是成人的 1/10，抵抗力弱，易出现皮肤超敏反应等，宜选用温和、低敏、不黏着细胞的硅酮类敷料，最大限度地保护正常组织，避免组织进一步损伤，发生黏胶性皮炎。

郭金花　郭锦丽　宋云雅

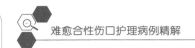
041 药疹

羟基脲是治疗慢性粒细胞白血病（chronic myeloid leukemia，CML）的首选药物。据文献报道，8% ～ 9% 的患者应用羟基脲 1 年后出现下肢难愈性溃疡，并均发生于 CML 的病情缓解期。羟基脲致痛性难愈性溃疡与该药使红细胞体积增大、难以通过毛细血管，导致局部组织缺氧有关，足踝部与足跟部容易与鞋袜摩擦致表皮损伤，进而形成溃疡。

病历摘要

患者，男性，69 岁，主诉：足部溃疡反复 5 年不愈合。

【现病史】

患者因足部溃疡疼痛不能行走，为求进一步诊治就诊于我院。

【既往史】

患者 6 年前诊断为 CML，并给予羟基脲片 1.0 g，1 次 / 日，口服。服用的第 12 个月出现足外踝溃疡，常规换药治疗，但溃疡反复发生，1 年前曾用中药外敷创面（药名不详），无明显疗效。高血压病史 30 年，无糖尿病病史。无药物和食物过敏史。

【全身评估 -1】

患者神志清楚，答语切题。左足外踝部有面积约 2.5 cm×2.0 cm 溃疡，其上附着黄色坏死组织，触痛明显。采用数字评价量表评估，静息疼痛程度为 5 分，更换敷料时疼痛程度为 7 分。

【辅助检查 -1】

实验室检查：外周血白细胞计数 7.7×10^9/L，单核细胞 0.34，红细胞沉降率 72 mm/h，C- 反应蛋白 19.4 mg/L。

治疗与护理

【局部评估 -1】

首诊局部评估见表 7-41-1 及图 7-41-1。

表 7-41-1 首诊局部评估

伤口位置	右足踝部
伤口大小	2.5 cm × 2.0 cm
伤口形状	椭圆形
伤口边缘	无浸渍、无卷边
伤口周围	皮肤干燥、颜色暗沉、有色素沉积
伤口颜色	＞75% 黄色组织，＜25% 红色组织
疼痛评分（NRS）	5 分

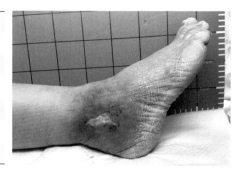

图 7-41-1 首诊状态

【思维导航 -1】

（1）伤口位于足靴区，常规排查下肢静脉性溃疡伤口。

（2）同时，完善辅助检查。

【治疗过程 -1】

局部处理：首先用 0.9% 氯化钠溶液擦拭创面及创周皮肤，内层凡士林纱布覆盖创面，外层纱布妥善包扎伤口。

全身干预：嘱患者按时到门诊就诊；密切关注病情变化。

【全身评估 -2】

患者精神、食欲、睡眠好，呼吸均匀，无发热或咳嗽现象。

【辅助检查 -2】

踝肱指数检测结果数值正常，提示患外周血管疾病可能性低（图 7-41-2）。

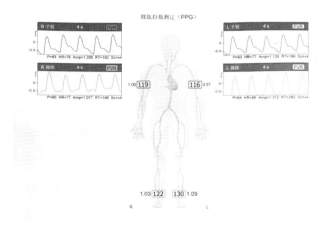

图 7-41-2 辅助检查

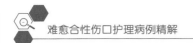
【局部评估 -2】

局部评估见表 7-41-2 及图 7-41-3。

表 7-41-2　局部评估

伤口位置	右足踝部
伤口大小	2.5 cm × 2.0 cm
伤口形状	椭圆形
伤口边缘	无浸渍、无卷边
伤口周围	皮肤干燥、颜色暗沉、有色素沉积
伤口颜色	＞ 75% 黄色组织，＜ 25% 红色组织
疼痛评分（NRS）	5 分

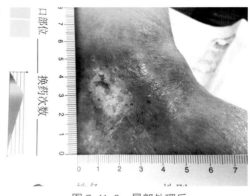

图 7-41-3　局部处理后

【思维导航 -2】

（1）难愈性伤口的形成与药物羟基脲有关。

（2）积极与血液科沟通，制定治疗方案。

【治疗过程 -2】

局部处理：用 0.9% 氯化钠溶液冲洗伤口，清洁创面（图 7-41-4）。内层敷料选择抗感染油纱（图 7-41-5），外层敷料选择泡沫敷料覆盖伤口（图 7-41-6）。4 ～ 5 天换药 1 次。

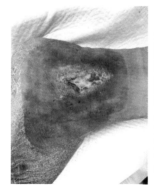

图 7-41-4　机械擦拭

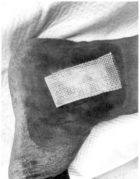

图 7-41-5　油纱覆盖

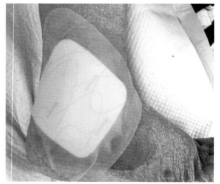

图 7-41-6　泡沫敷料覆盖

全身干预，与血液科沟通，调整羟基脲的用量为目前用量的 2/3。

【全身评估 -3】

患者精神、食欲、睡眠好，呼吸均匀，无发热或咳嗽现象。

【局部评估 -3】

局部评估见表 7-41-3 及图 7-41-7。

表 7-41-3　局部评估

伤口位置	右足足踝部
伤口大小	2.5 cm × 2.0 cm
伤口形状	椭圆形
伤口边缘	无浸渍、无卷边
伤口周围	皮肤干燥、颜色暗沉、有色素沉积
伤口颜色	75% 黄色组织，25% 红色组织
疼痛评分（NRS）	5 分

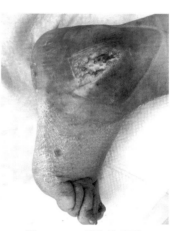

图 7-41-7　再次治疗后

【治疗过程 -3】

局部处理：0.9% 氯化钠溶液清洗伤口及周围皮肤（图 7-41-8），治疗同前，治疗 1 周后，对伤口加用外用重组人干扰素 α_1（图 7-41-9）；治疗 2 周后，外层敷料改用水胶体覆盖（图 7-41-10）。4 ~ 5 天换药 1 次，并根据渗液量逐渐延长换药频率，一般最长不超过 14 天（图 7-41-11）。

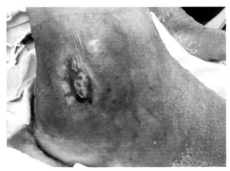

图 7-41-8　清洗处理

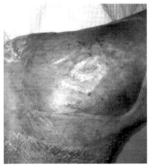

图 7-41-9　干扰素外用

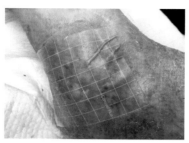 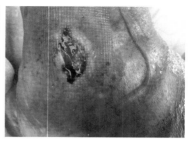

图 7-41-10　局部处理——水胶体　　图 7-41-11　全身干预——调整药量

全身干预：嘱患者治疗期间减少负重，居家着低帮鞋，减少机械摩擦。

【转归/随访】

治疗 5 周后伤口床肉芽组织填充良好，伤口明显缩小（图 7-41-12）。

治疗 6 周后患者伤口愈合好（图 7-41-13），恢复正常行走能力。

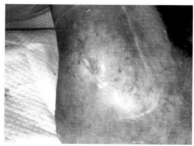 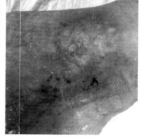

图 7-41-12　转归　　　　　　图 7-41-13　愈合

点睛之笔

1. 早期预防：长期应用大剂量羟基脲治疗的 CML 患者有发生足部痛性难愈性溃疡的风险，临床医师用药时应让患者知情，并应在患者病情稳定时减少羟基脲剂量，以降低痛性难愈性溃疡的发生率。

2. 合理治疗：羟基脲作为治疗 CML 等骨髓增生性疾病的临床首选药物，其骨髓抑制轻，疗效明显，但长期应用易引起皮肤顽固性溃疡。临床应用羟基脲的过程中应定期监测血小板、白细胞，以及血中尿素氮、尿酸及肌酐浓度，一旦发生溃疡，应及时减量治疗。本案例在羟基脲未停药的前提下，通过调整羟基脲的用量，联合伤口治疗师的创面管理，使难愈性伤口得以愈合。

刘宏　刘彤　宋云雅

第八章
其他

042　左下肢腓肠肌区深Ⅱ度烧伤

烧伤是由热力所引起的组织损伤，临床表现主要为皮肤发红、水疱、疼痛等。烧伤常发生于体表，包括皮肤、皮下组织、肌肉等，也可发生于其他部位，如眼部、口腔、呼吸道、食管、胃等，小面积的表浅烧伤预后较好，经过治疗后3～7天可以脱屑痊愈，而大面积深度烧伤预后差，需要进行抗感染、外科手术，甚至皮肤移植等治疗。

烧伤分级如下。

Ⅰ度：又称红斑性烧伤，仅伤及表皮的一部分，由于生发层健在，因而增殖再生能力活跃，常于3～5天愈合，不留瘢痕。

浅Ⅱ度烧伤：伤及整个表皮和部分乳头层。由于生发层部分受损，上皮的再生有赖于残存的生发层及皮肤附件，如汗腺及毛囊的上皮增生。如无继发感染，一般经1～2周愈合，亦不留瘢痕。

深Ⅱ度烧伤：烧伤深及真皮乳头层以下，但仍残留部分真皮及皮肤附件，

笔记

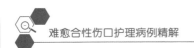

愈合依赖于皮肤附件上皮，特别是毛囊突出部内表皮祖细胞的增殖。如无感染，一般需要 3～4 周自行愈合，常留有瘢痕。临床变异较多，浅的接近浅Ⅱ度，深的则临界Ⅲ度。

Ⅲ度烧伤：又称焦痂性烧伤。一般指全程皮肤的烧伤，表皮、真皮及皮肤附件全部毁损，创面修复依赖于手术植皮或皮瓣修复。

Ⅳ度烧伤：烧伤深及肌肉、骨骼，甚至内脏器官，创面修复依赖于手术植皮或皮瓣修复，严重者须截肢。

病历摘要

患者，男性，86 岁，主诉：左下肢腓肠肌区烧伤 3 天余。诊断为左下肢腓肠肌区深Ⅱ度烧伤。

【现病史】

患者 3 天前泡澡时水温过高，感觉差，未察觉烫伤，搓澡时直接将左腿表皮搓掉，大小为 27 cm×8 cm，周围皮肤大面积发红并伴有剧烈疼痛。

【既往史】

陈旧性脑梗死 15 年，慢性阻塞性肺疾病 20 余年；无糖尿病病史。

【全身评估 -1】

患者神志清楚，精神尚可。生命体征平稳，无发热症状，体形消瘦。情绪稳定，配合治疗。

治疗与护理

【局部评估 -1】

首次局部评估见表 8-42-1 及图 8-42-1。

笔记

表 8-42-1　首次局部评估

伤口位置	左下肢腓肠肌区
伤口类型	慢性伤口
伤口大小	27 cm × 8 cm
伤口形状	不规则形
伤口周围	红、肿、皮温高
伤口颜色	100% 红色组织
肢体活动	关节活动自如
渗出液	大量浆液性渗出
疼痛评分（NRS）	7 分
气味	无异味

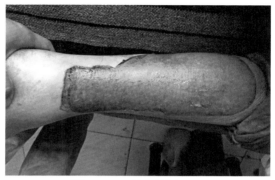

图 8-42-1　首次局部评估

【思维导航 -1】

患者疼痛剧烈，呈搏动性跳痛且炎性肿胀明显，表皮缺失，创面基底 100% 红色、肢体明显肿胀，皮温高；计划给予细菌鉴定加药敏试验，患者拒绝；体形消瘦，嘱其高蛋白饮食加强营养；常规消毒过后，给予盐水擦拭创面，考虑烧伤后皮肤屏障功能丧失和毛细血管通透性增加，体液大量，使用康惠尔泡沫敷料管理渗液，保持湿性愈合，促进上皮爬行。

【治疗过程 -1】

局部处理：碘伏棉球消毒创周皮肤 0.9% 氯化钠溶液清洗伤口及创周，对黑色焦痂区域给予机械清创；金霉素眼膏涂抹伤口周围皮肤，利用康惠尔泡沫敷料覆盖伤口；弹力绷带二级固定包扎；每日换药（图8-42-2）。

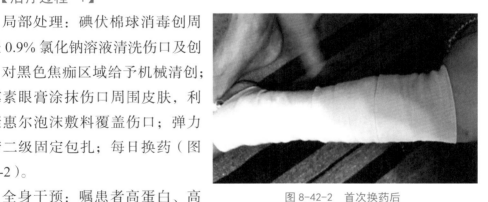

图 8-42-2　首次换药后

全身干预：嘱患者高蛋白、高维生素清淡饮食；勿剧烈活动，卧床休息并抬高患肢。

【全身评估 -2】

患者体温正常，精神、食欲好，各项治疗配合好。

【局部评估 -2】

8 天局部评估见表 8-42-2 及图 8-42-3。

表 8-42-2　8 天局部评估

伤口位置	左下肢腓肠肌区
伤口类型	慢性伤口
伤口大小	27 cm × 8 cm
伤口形状	不规则形
伤口周围	正常
伤口颜色	100% 红色组织
肢体活动	关节活动自如
渗出液	中等量浆液性渗出
疼痛评分（NRS）	3 分
气味	无异味

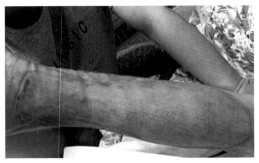

图 8-42-3　8 天局部评估

【思维导航 -2】

经过 6 天治疗，患者疼痛由 7 分降至 3 分，基底组织 100% 红色组织，无明显异味；边缘开始爬皮，继续使用泡沫敷料管理渗液，保持适度，促进愈合。

【治疗过程 -2】

局部处理：碘伏棉球消毒创周皮肤，0.9% 氯化钠溶液清洗伤口及创周，对黄色腐肉区域给予机械清创并配合自溶清创；康惠尔泡沫敷料覆盖伤口，弹力绷带二级固定包扎；隔 3 日换药 1 次（图 8-42-4）。

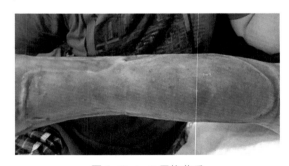

图 8-42-4　8 天换药后

全身干预：继续嘱患者高蛋白、高维生素清淡饮食；卧床休息，抬高患肢，勿剧烈活动。

【全身评估 -3】

患者体温正常，精神、食欲好，各项治疗配合好。

【局部评估 -3】

21 天局部评估见表 8-42-3 及图 8-42-5。

表 8-42-3 21 天局部评估

伤口位置	左下肢腓肠肌区
伤口类型	慢性伤口
伤口大小	22 cm × 6 cm
伤口形状	不规则形
伤口周围	正常
伤口颜色	100% 红色组织
肢体活动	关节活动自如
渗出液	少量浆液性渗出
疼痛	1 分
气味	无异味

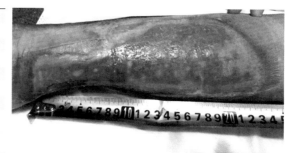

图 8-42-5 21 天局部评估

【思维导航 -3】

爬皮顺利，创面缩小至 22 cm × 6 cm，基底红润；渗出进一步减少，考虑使用水胶体敷料促进上皮爬行。

【治疗过程 -3】

局部处理：换药方法同前，康惠尔泡沫敷料更换为水胶体敷料，根据渗出隔 4 日换药 1 次。

全身干预：同前；嘱患者加强营养，告知其高蛋白饮食对伤口的影响，以及抬高患肢的意义及必要性。

【转归】

经过 25 天治疗，伤口最终愈合（图 8-42-6）。

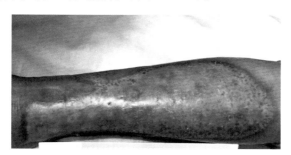

图 8-42-6 25 天治愈

点睛之笔

1.营养支持是本案例的重要环节。本例患者高龄、消瘦；饮食习惯偏素食，尽早给予营养干预。

2. 应用湿性愈合理论，结合新型敷料进行伤口治疗是本案例的成功关键。深Ⅱ度烧伤自行愈合后常残留部分散在残余创面，目前尚无好的治疗方法，临床上一般采用湿敷、浸浴外用抗生素及其他中草药等方法治疗，但疗效常不理想，创面常反复破溃、糜烂、经久不愈的部分病例需要植皮。本案例采用湿性愈合理论，清创后，金霉素眼膏涂抹伤口周围皮肤以控制感染，粘边敷料封闭伤口，调节伤口的湿度。伤口开始爬皮且渗出明显减少时更换水胶体敷料以促进爬皮，促进愈合。

3. 疼痛管理是进行伤口换药的前提，是保证治疗的基础。本例患者对疼痛敏感，疼痛评分为 7 分，每次换药前应用止痛药物，疼痛评分可降至 2 ～ 3 分。

郑雪茹　宋云雅

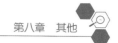

043 双手指Ⅱ度冻伤

冻伤，又称冷伤，是指机体遭受低温侵袭所引起的局部或全身性损伤，其好发部位是肢体末端和暴露部位，如耳廓、面部、手背、脚指等处。根据冻伤程度可分为 4 度：Ⅰ度冻伤，又称红斑性冻伤，伤及表皮层，皮肤感觉过敏或减退，有烧灼、疼痛和刺痒感，表现为充血和水肿，发红或呈紫色；Ⅱ度冻伤，又称水疱性冻伤，伤及真皮层，除充血和水肿外，12 ～ 24 小时内水疱形成，水疱液为浆液性；Ⅲ度冻伤，又称腐蚀性冻伤，皮肤全层（即各层组织）发生坏死，并可扩展到皮下，水疱液常为血性，水疱底部对刺激无感觉，皮温低下，创面颜色由苍白变成黑褐色，肢体疼痛明显；Ⅳ度冻伤，深达肌肉、骨骼，甚至导致肢体坏死，皮肤呈苍白或紫蓝色，水疱呈暗红色，严重者可无水疱，肢体剧烈疼痛，常导致干性坏死。

冻伤救护原则：尽快脱离低温环境，及时复温。患者应在立即复温后接受全身治疗与创面处理措施，以最大程度挽救患者受伤组织、肢体、生命。

🗒 病历摘要

患者，男性，30 岁，主诉：坠落伤合并冻伤 19 小时。于 2020 年 12 月 20 日来诊。

【现病史】

患者 2020 年 12 月 19 日 17 时由山上摔下，坠落约 5 米，当即感腰背部疼痛伴双下肢活动受限，在山中约 5 小时后被转运至我院急诊，入急诊后患者意识模糊，血压未测出，体温低。急诊给予心电监护、补液、复温等对症治疗后患者意识恢复。患者双手冻伤，肿胀、发凉，手指皮肤可见张力性水疱，局部可见皮肤瘀斑，诊断为Ⅱ度冻伤，伤口治疗师接诊治疗。

【既往史】

既往体健，无长期慢性病病史及食物、药物过敏史，无烟酒嗜好。

【全身评估 -1】

体温36.2 ℃，脉搏80次 / 分，呼吸16次 / 分，血压132/76 mmHg，体型匀称（身高 178 cm，体重 68 kg）。患者神志清楚，精神可，睡眠、食欲较差。双手指间活动受限，双侧手指皮肤感觉减退，末梢血运差。

【辅助检查 -1】

化验检查：白细胞 $11.27 \times 10^9/L$；血红蛋白 95 g/L。

X 线片示双手手指屈曲，周围软组织肿胀，左手第 5 掌骨中段低密度影（图 8-43-1）。

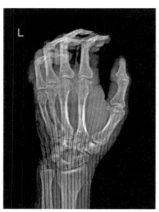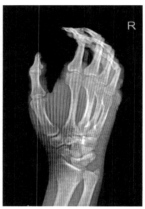

图 8-43-1　X 线片

治疗与护理

【局部评估 -1】

首诊局部评估见表 8-43-1 及图 8-43-2。

表 8-43-1　首诊局部评估

伤口位置	双手指背侧
伤口类型	急性伤口，Ⅱ度冻伤，手指布满水疱
伤口大小	3%
渗出液	无渗出
伤口边缘	清晰
伤口周围皮肤	紫红色斑
疼痛评分（NRS）	5 分

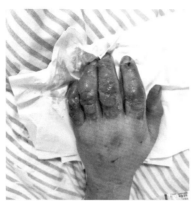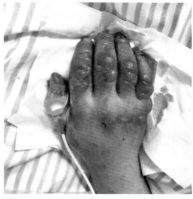

图 8-43-2 首诊

【思维导航 -1】

（1）Ⅱ度冻伤后的局部小水疱可予以保留，待其自行消退；同时使用莫匹罗星软膏局部预防感染。

（2）包扎中注意保持创面湿润，避免干燥造成进一步损伤。同时冻伤部位肿胀，包扎不宜过紧，以防止肢体缺血。

（3）患者睡眠、食欲较差，与担心冻伤影响肢体功能有关，应给予患者心理护理及健康知识宣教。

【治疗过程 -1】

局部处理：保留未破损的小水疱，首先用碘伏消毒伤口及伤口周围皮肤，并0.9% 氯化钠溶液冲洗创面，继而用无菌干纱布拭净，之后将莫匹罗星软膏涂抹于张力性水疱与破溃处，给予凡士林纱布覆盖（图 8-43-3），无菌纱布包扎固定（图 8-43-4）。包扎时不宜过紧，以防止肢体缺血。换药频率为 5 ～ 7 天 / 次。

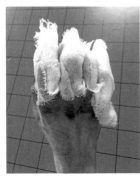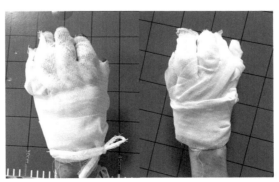

图 8-43-3 凡士林纱布覆盖　　　图 8-43-4 无菌纱布包扎

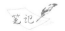

全身干预：给予支持疗法，如卧床休息、高蛋白和高热量饮食、防寒保暖，并及时注射破伤风抗毒素。告知患者冻伤的相关知识，减轻患者焦虑水平。

【全身评估 -2】

患者生命体征正常，精神、食欲好，各项治疗配合较好。

【局部评估 -2】

治疗 7 天局部评估见表 8-43-2 及图 8-43-5。

表 8-43-2　局部评估

伤口位置	双手指背侧
伤口类型	急性伤口，Ⅱ度冻伤
伤口大小	3%
渗出液	浆液性
伤口周围皮肤	紫红色斑变浅
疼痛评分（NRS）	2 分

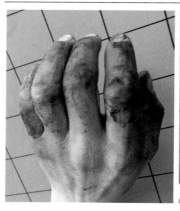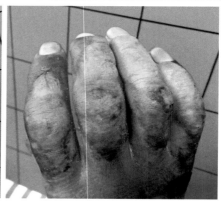

图 8-43-5　水疱消失

【思维导航 -2】

经过 7 天治疗，患者双手肿胀、疼痛明显减轻，皮温恢复，水疱消失。疱皮的完整性可对创面起到一定的保护作用，故保留疱皮。

【治疗过程 -2】

局部处理：用无菌干纱布拭净残余药膏，伤口消毒、清洗方法同前，之后将莫匹罗星软膏涂抹于疱皮与破溃处，给予凡士林纱布覆盖，无菌纱布包扎固定。

全身干预：给予支持疗法，如卧床休息、高蛋白和高热量饮食。

【转归/随访】

出院 1 个月后电话随访，双手创面痊愈，无色素沉着及瘢痕，皮色如常，手指活动尚有不便。

点睛之笔

1. Ⅱ度冻伤的小水疱可予以保留，待其自行消退；若水疱较大，可作低位破口引流疱液，保留疱皮，疱皮的完整性对创面起到一定的保护作用；若水疱已经破溃，应予以清创，无菌敷料包扎，避免感染。

2. 莫匹罗星软膏是临床常用的局部外用性抗感染药物，具有较好的抗感染作用，同时可在创面表层形成一层保护膜，避免创面干燥的同时有效降低感染发生率，加快创面修复，被广泛应用于各种创面的治疗。

刘宏 张媛 宋云雅

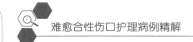
044　昆虫叮咬所致的皮肤损伤

生物性损伤是指由动物咬伤或生物叮咬伤所导致的皮肤损伤，常见的有人、猫、狗、昆虫、蛇、蝎等咬、抓、蜇造成的不典型皮肤损伤。伤口有较多的损伤组织及异物存留，加上动物口腔、唾液、爪甲及环境中病菌的污染可引发各种感染。

病历摘要

患者，女性，64 岁，主诉：户外乘凉时被不认识的昆虫叮咬右下肢。

【现病史】

患者于 2021 年 8 月 30 日因户外乘凉时被不认识的昆虫叮咬右下肢，出现黄豆大小的红丘疹，给予挤压并清凉油外用，9 月 3 日局部症状加重入院。

【既往史】

既往体健，无高血压、糖尿病等慢性病病史。

【全身评估 -1】

患者生命体征正常，饮食正常，大小便正常。

治疗与护理

【局部评估 -1】

首次伤口局部评估见表 8-44-1 及图 8-44-1。

表 8-44-1　首次伤口局部评估

伤口位置	右下肢外侧
伤口大小	8 cm × 6 cm 丘疹
渗出液	少量黄色渗出
基底组织	100% 红斑
周围皮肤	红、肿、热、痛、痒，呈密集丘疱疹，皮温高
疼痛评分（NRS）	8 分

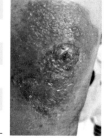

图 8-44-1　首诊

【思维导航 -1】

昆虫叮咬后出现局部红、肿、热、痛，考虑昆虫唾液中毒素侵蚀皮肤引起感染，给予引流排毒，外敷清热解毒中药膏抗炎、消肿、止疼。

【治疗过程 -1】

局部处理：用 0.9% 的氯化钠溶液清洁创面。沿叮咬口做 1 cm × 1 cm 的"十"字切口，无明显出血，清除可见的蚕豆大小白色豆渣样凝固物；用 0.9% 的氯化钠溶液冲洗伤口，切口处有少量黄色渗液，对创周皮肤大面积涂抹"白虎膏"，外敷有边泡沫敷料。隔日换药。

全身干预：清淡饮食。

【全身评估 -2】

患者生命体征平稳，各项治疗配合好。

【局部评估 -2】

第 3 天局部评估见表 8-44-2 及图 8-44-2。

表 8-44-2　第 3 天局部评估

部位	右下肢外侧
伤口大小	8 cm × 6 cm 丘疹
渗出液	无
周围皮肤	右下肢前侧出现 22 cm × 8 cm 红斑，但红、肿、热、痛、痒明显减轻，丘疱疹退去，皮温降低
疼痛评分（NRS）	4 分

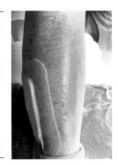

图 8-44-2　出现红斑

【思维导航 -2】

切口收缩，渗液无，继续给予中草药膏"白虎膏"每日涂抹 1 次。因中药外治生物性损伤时，强调不可封闭伤口，所以不予敷料外敷。

【治疗过程 -1】

局部处理：用 0.9% 的氯化钠溶液清洁创面及十字切口，切口收缩。继续给予中草药膏"白虎膏"每日涂抹 1 次（图 8-44-3）。不予敷料外敷。

全身干预：清淡饮食。

【转归／随访】

经过 6 天，进行 6 次治疗，红斑及丘疹消失，切口愈合（图 8-44-4）。

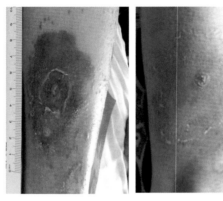

图 8-44-3　外用中药膏　图 8-44-4　伤口愈合

点睛之笔

1. 中医药针对生物性损伤的治疗从内服到外治拥有一套独特的治疗手段，医者能够明确诊断并结合中药处理值得肯定。在此提示一点，中药外治生物性损伤时，强调不可封闭伤口，医者在第 2 次换药时考虑到了这一点。

2. 白虎膏主治：风湿病痛，跌打痨伤，消肿除瘀，头痛、肚痛，虫咬蜂蜇，止痒消斑，通经活络。其主要成分有薄荷脑、丁香油、樟脑、龙脑等，《本草纲目》示其可中和蚊虫叮咬产生的毒素，但 3 岁以下儿童、孕妇及哺乳期妇女不能使用。

郭卯珍　宋云雅

笔记

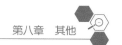

045 幼儿大面积多部位皮肤擦伤

皮肤擦伤是常见的体表外伤之一，在小儿外伤中发生率高。擦伤部位常见于面部、腰背部、肩胛部、肋部及四肢等。颌面部是人体美学的集中体现，处理不当容易引起出血、疼痛，甚至感染、创面延迟愈合或留下瘢痕。面部遗留明显瘢痕乃至畸形对儿童身心发育均造成较大的负面影响。及时、正确处置能够有效促进擦伤愈合，提高愈合的质量，减少治疗后并发症。

📋 病历摘要

患儿，女性，2 岁 11 个月。主诉：外伤致多处软组织损伤 4 天余。诊断：颌面部、肩部皮肤软组织挫擦伤。

【现病史】

患儿于 2021 年 7 月 17 日从电动车上摔下，当时哭闹不止，颜面部、左肩部皮肤擦伤，无耳鼻腔流血、流液。于当地清创缝合后效果不理想，家长急于让伤口愈合以便参加活动，于 7 月 22 日转入某妇幼保健院。左侧额面部及左侧颊部痂下积脓，中间可见一皮肤裂伤，已缝合，取分泌物培养送检。

【既往史】

患儿既往体健，无长期慢性病病史及食物、药物过敏史。

【全身评估 -1】

体温 36.5 ℃，脉搏 120 次 / 分，呼吸 26 次 / 分，血压 92/56 mmHg。

患儿神志清楚，精神好，无耳鼻腔流血、流液，体型匀称（身高 98 cm，体重 13 kg）。反应灵敏，Babinski 征阴性，Oppenheim 征阴性，脑膜刺激征阴性。

【辅助检查 -1】

白细胞 11.73×10^9/L，C- 反应蛋白 11.0 mg/L，血小板 319×10^9/L，降钙素原 0.07 ng/L。

治疗与护理

【治疗过程 -1】抗感染、清创、换药。全身干预，提高患者及家属自我监测体温意识，如有发热，及时处理。口服头孢克洛干混悬剂 1 袋，每日 3 次。从 7 月 22 日由伤口治疗师接诊伤口。

【局部评估 -1】

首诊局部评估见表 8-45-1 及图 8-45-1。

表 8-45-1　首诊局部评估

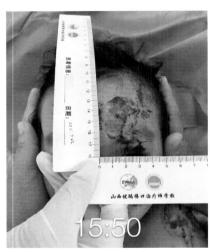

图 8-45-1　首诊

伤口位置	①左侧额面部皮肤擦伤，中间可见一皮肤裂伤，已缝合；②左侧颊部；③上唇部；④左肩部
伤口类型	急性伤口
伤口大小	① 5.5 cm×3.5 cm；② 3.5 cm×3 cm；③ 1.3 cm×1.7 cm；④ 3.5 cm×3 cm
伤口颜色	① 50% 黑色坏死，50% 粉色；② 75% 黑色坏死，25% 粉色；③ 100% 黑色坏死，痂皮与皮肤结合紧密；④ 50% 黑色坏死，50% 粉色
渗出液	①少量；②少量；③无；④无
伤口边缘	①无浸渍、脱水；②无浸渍、脱水；③无浸渍、脱水；④干燥、结痂
伤口周围皮肤	①无红肿；②无红肿；③肿胀；④无红肿

【思维导航 -1】

（1）患儿疼痛、哭闹、不配合，应减轻痛苦，做好心理安慰，实施治疗性游戏，确保换药正常进行。

（2）面部暴露在外且骨骼表面覆盖软组织较少，受到撞击后发生皮肤裂伤、组织受损的风险较高。皮肤擦伤的传统愈合方法往往是结痂、痂皮自行脱落。治疗原则：控制感染，密切观察，适时清创，促进愈合。

（3）根据化验结果考虑继发感染，去除焦痂后局部应用含银敷料控制感染。硫酸银属于脂质水胶体银，无伤口着色，由浸有脂质水胶体复合物的聚酯网构成，并有硅化聚酯薄膜保护，可用于急性伤口的覆盖（如烧伤、创伤、皮

笔记

肤擦伤、术后伤口等）。肩部用凡士林纱布可以阻挡细菌与皮肤接触，从而降低感染的可能性，避免结痂与纱布粘连在一起，换药时不会对伤口产生二次损伤。

【治疗过程 -2】

局部处理：0.9% 的氯化钠湿敷后，首先用碘伏消毒创面及创周皮肤，再用 0.9% 的氯化钠棉球清洁脱碘；对左侧额面部及左侧颊部用钳子锐性清除坏死组织（图 8-45-2）；皮肤裂伤缝合处以硫酸银贴敷，对不易祛除的焦痂及其他坏死组织采用水胶体敷料自溶清创。

上唇部痂皮由于结合致密，给予 0.9% 的氯化钠纱布继续湿敷，外用莫匹罗星软膏，等痂皮软化后自行脱落。对左肩部进行机械清创及保守锐性清创（图 8-45-3）后给予凡士林纱布覆盖，外层用水胶体敷料。换药频率为 4 天 1 次。

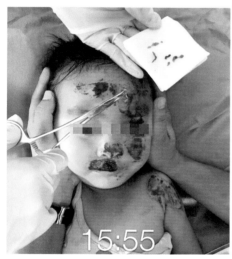

图 8-45-2 清除坏死组织

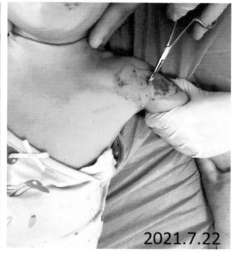

图 8-45-3 保守锐性清创

全身干预：放动画片。

【全身评估 -2】

患者体温正常，精神、食欲好，各项治疗配合良好。

【局部评估 -2】

治疗 4 天局部评估见表 8-45-2、图 8-45-4 及图 8-45-5。

表 8-45-2　治疗 4 天局部评估

伤口位置	①左侧额面部 ②左侧颊部 ③上唇部 ④左肩部
伤口类型	急性伤口
伤口大小	① 5 cm × 3 cm ② 3.5 cm × 2.8 cm ③愈合 ④愈合
伤口颜色	①＞ 75% 粉色，＜ 25% 黑色 ②＞ 75% 粉色，＜ 25% 黑色 ③ 100% 上皮化 ④ 100% 上皮化
渗出液	①无 ②无 ③无 ④无
细菌培养	金黄色葡萄球菌
伤口边缘	①无浸渍、脱水 ②无浸渍、脱水 ③无浸渍、脱水 ④无浸渍、脱水
伤口周围皮肤	①无红肿 ②无红肿 ③痂皮自然脱落 ④无表皮脱落

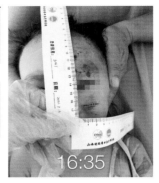

图 8-45-4　面部伤口缩小

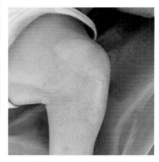

图 8-45-5　肩部愈合

【思维导航 -2】

（1）面部伤口缩小，肩部愈合，效果明显，提示以上治疗方案有效，适合该患儿，可以继续使用该方案。

（2）患儿配合程度差，常因结痂处痒而抓挠，或者机械碰撞二次损伤擦伤处。采用新型敷料增进患者舒适度，减少摩擦。治疗原则：保护创面，控制感染。给予含脂质水胶体的银敷料控制感染。保持湿性愈合，促进肉芽组织增生。

【治疗过程 -3】

伤口清洁、清创方法同前。选择机械清创及自溶清创。皮肤裂伤缝合处以硫酸银贴敷（图 8-45-6），用水胶体敷料保持湿度平衡。换药频率为隔 2 天 1 次。

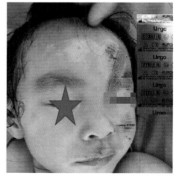

图 8-45-6　硫酸银贴敷

【全身评估 -3】

患者体温正常，精神、食欲好，各项治疗配合好。

【局部评估 -3】

治疗 6 天局部评估见表 8-45-3 及图 8-45-7。

表 8-45-3　6 天局部评估

伤口位置	①左侧额面部 ②左侧颊部
伤口类型	急性伤口
伤口大小	① 5 cm×3 cm ② 3.5 cm×2.8 cm
组织类型	①＞75% 粉色，＜25% 黑色 ②＞75% 粉色，＜25% 黑色
渗出液	①无 ②无
伤口边缘	①无浸渍、脱水 ②无浸渍、脱水
周围皮肤	①无红肿 ②无红肿

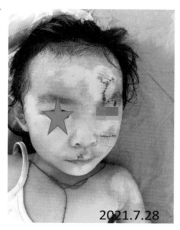

图 8-45-7　伤口周围皮肤愈合

【思维导航 -3】

擦伤伤口愈合过程呈现复杂而有序的特征，多种细胞及相关细胞因子参与该过程。治疗原则：保持清洁，合理喂养，湿性敷料，促进愈合。

【治疗过程 -3】

先用碘伏消毒创面及创周皮肤，拆线，再用0.9% 的氯化钠棉球清洁脱碘（图 8-45-8），用水胶体敷料促进愈合。

【转归】

在院 6 天期间伤口治疗换药 3 次，左侧额面部皮肤擦伤缩小至 5 cm×3 cm；左侧颊部擦伤缩小至3.5 cm×2.8 cm。7 月 28 日办理出院。出院后通过微信指导患者家属换药，伤口清洁、消毒方法同前。换药频率为隔 3 天 1 次，至 2021 年 8 月 7 日伤口基本愈合（图 8-45-9）。

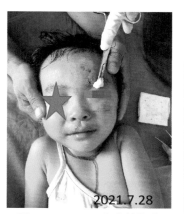

图 8-45-8　0.9% 氯化钠棉球清洁脱碘

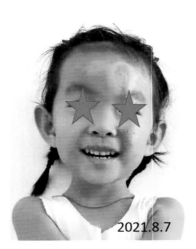

2021.8.7

图 8-45-9　伤口基本愈合

【出院指导】

（1）患儿家住农村，由爷爷照顾，医疗条件差，缺乏医疗知识，伤口治疗师讲解回家继续治疗的必要性，制定具体治疗方案，记录在病历本上。

（2）伤口治疗师向家属演示换药的过程，讲解测量伤口的具体方法，讲解伤口留取影像资料的方法，讲解各种敷料的使用方法。

（3）责任护士讲解合理喂养的知识及日常生活中的注意事项。

（4）与患儿家属互留微信号，及时联系。

点睛之笔

1. 应用湿性愈合理论，结合新型敷料进行伤口治疗是本案例成功的关键。皮肤擦伤的特点表浅、损伤的是皮肤的表层至真皮层，可伴有组织液渗出，最适合选用水胶体敷料。之所以摒弃传统方法，是因为其容易留有瘢痕，影响美观。接诊本案例时，患儿从电动车上摔下已有 5 天，进行过初步清创缝合，每日碘伏消毒伤口后待其自然恢复，不利于上皮细胞移行。本案例在清创后对额面部伤口内层给予含脂质水胶体的银敷料，外层用水胶体敷料贴敷封闭伤口，有利于调节伤口的湿度。

2. 做好健康教育，争取患儿及家属配合是保证治疗的基础。皮肤擦伤后伤口愈合需要营养支持。请营养科会诊，指导家属合理喂养、提供伤口愈合所需的营养物质。结合儿童的生长特点，引导患儿配合换药，保持伤口清洁、防止汗液等浸渍，减少治疗后并发症。指导家属后期使用瘢痕贴。适时予以干预可避免延误时机。做好安全教育，防止再次发生意外。此外，皮肤受到紫外线照射后，皮肤细胞可能发生破坏，容易引起晒伤、皮肤老化等，所以康复过程中还要注意防晒。

3. 提高患儿配合度，做好疼痛管理。疼痛不仅是感觉上的不适，严重者还会导致机体产生一系列的不良应激反应。从人道主义、医学伦理及法律方面都应当改善患儿的换药体验。治疗性游戏是为了促进心理和生理的健康而进行的游戏。运用于换药过程中，可提高患儿的配合程度及家属对护理工作的满意度，稳定患儿情绪，进而提高了换药的安全性。

张百灵　宋云雅

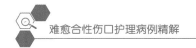

参考文献

[1] 李友涛. 关节镜下清理与术后持续灌洗治疗化脓性膝关节炎的效果观察 [J]. 中国实用医药，2015，10（11）：102-103.

[2] 李仕臣，王文革，田世坤，等. 关节镜下清理灌洗引流治疗膝化脓性关节炎 [J]. 实用骨科杂志，2011，17（9）：800-802.

[3] 王磊. 关节镜下清理术加持续冲洗术在感染致膝关节炎中的应用 [J]. 中华医院感染学杂志，2013，23（6）：1336-1337.

[4] MARCHANT M H J R，VIENS N A，COOK C，et al. The impact of glycemic control and diabetes mellitus on perioperative outcomes after total joint arthroplasty[J]. J Bone Joint Surg Am，2009，91（7）：1621-1629.

[5] QING L，WU P，YU F，et al. Use of a sequential chimeric perforator flap for one-stage reconstruction of complex soft tissue defects of the extremities[J]. Microsurgery，2020，40（2）：167-174.

[6] GRANICK M S，BAETZ N W，LABROO P，et al. In vivo expansion and regeneration of full-thickness functional skin with an autologous homologous skin construct：clinical proof of concept for chronic wound healing[J]. Int Wound J，2019，16（3）：841-846.

[7] CIUDAD P，HUANG T C，MANRIQUE O J，et al. Optimizing survival of large fibula osteocutaneous flaps for extensive full-thickness oromandibular defects：a two-stage approach with temporary orocutaneous fistula[J]. Microsurgery，2019，39（3）：234-240.

[8] 刘涛，唐俊，张西蓉，等. 皮肤牵张器在下肢骨折后皮肤软组织缺损创面修复中的应用 [J]. 中国美容医学，2022，31（7）：41-44.

[9] 王栋，张永红，贺国宇，等. 胫骨横向骨搬移技术结合抗生素骨水泥治疗下肢慢性缺血性疾病伴足踝部慢性感染 [J]. 中国修复重建外科杂志，2020，34（8）：979-984.

[10] 王晓民，唐小莹，孙贵新. 胫骨骨折术后迟发性感染治疗的对照研究 [J]. 创伤外科杂志，2020，22（12）：895-898.

[11] KAMRUZZAMAN M，MAHBOOB A H，SAHA M K，et al. Outcome of Ilizarov external fixator for the treatment of gap non-uniting mid shaft tibia-fibula fractures：our experience[J]. Mymensingh Med J，2020，29（2）：284-289.

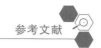

[12] 金虎 . 跟骨骨折外侧 "L" 切口术后伤口愈合不良影响因素的临床分析及预防措施 [J]. 临床和实验医学杂志，2015，14（22）：1895-1897.

[13] 郭锦丽，高小雁，胡靖，等 . 骨科临床护理思维与实践 [M]. 北京：人民卫生出版社，2020.

[14] 李惠东，石伟玲，李书慧 . 生长因子联合湿性敷料在慢性伤口护理中的应用 [J]. 护理研究，2019，33（23）：4144-4145.

[15] 冯光，郝岱峰，姚丹，等 . 自体富血小板血浆凝胶在慢性伤口修复中的临床效果 [J]. 中华烧伤杂志，2019（6）：451-455.

[16] 王彤华，周雄丽，谢利勤，等 . 湿性敷料在慢性伤口临床护理中的应用进展 [J]. 中华现代护理杂志，2016，22（15）：2210-2212.

[17] 华天桢，李春震，房贺 . 富血小板血浆治疗慢性难愈性创面的机制研究及其应用展望 [J]. 上海医学，2021，44（7）：532-536.

[18] 单桂秋，施琳颖，李艳辉，等 . 自体富血小板血浆制备技术专家共识 [J]. 中国输血杂志，2021，34（7）：677-683.

[19] 邓旭辉 . 自体富血小板血浆治疗糖尿病足溃疡疗效和安全性的 meta 分析 [D]. 南昌大学，2021.

[20] 刘鲁冰，文辉才，黄进军，等 . 富血小板血液制品联合生物材料在创面修复中的应用研究进展 [J]. 中华烧伤杂志，2021，37（4）：395-400.

[21] 浓缩血小板制品在创面修复中应用的全国专家共识（2020 版）[J]. 中华烧伤杂志，2020，36（11）：993-1002.

[22] 刘悦，张雪松 . P-PRP 凝胶制备方案研究进展 [J]. 化工时刊，2021，35（7）：26-29.

[23] 童谦益，徐涛涛，汪小健，等 . 富血小板血浆关节腔注射治疗膝骨关节炎的研究进展 [J]. 中医正骨，2021，33（7）：45-49.

[24] 黄巍峰，许永秋，王鹏云，等 . 自体富血小板血浆对前交叉韧带重建术后腱骨愈合的影响 [J]. 实用临床医药杂志，2021，25（12）：28-31.

[25] 李乐之，路潜，张美芬等 . 外科护理学 [M].6 版 . 北京：人民卫生出版社，2017.7.

[26] 彭雪娟，崔妙玲，滕海英，等 . 压疮伤口护理的研究进展 [J]. 中国实用护理杂志，2010（2）：23-25.

[27] 朱礼霞，蒋琪霞 . 负压伤口治疗技术对大面积组织坏死患者的影响及其护理 [J]. 解放军护理杂志，2011，28（9）：55-57.

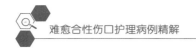

[28]　周倩，廖灯彬. 1例左膝关节结核伴细菌混合感染性脓肿伤口的护理 [J]. 护理研究，2011，25（12）：1125-1126.

[29]　贺爱兰，陈文凤，吴娟，等. 康惠尔伤口护理敷料治疗压疮的临床观察 [J]. 中国实用护理杂志，2007（1）：43-44.

[30]　张甜. 1例采用新型敷料联合护理干预治疗慢性伤口的护理 [J]. 中华现代护理杂志，2009（31）：3313-3314.

[31]　姚鸿，陈立红. 伤口湿性愈合理论的临床应用进展 [J]. 中华护理杂志，2008（11）：1050-1052.

[32]　陈丽红，骆燕，阎微. 密闭性敷料在伤口治疗中的研究进展 [J]. 中华现代护理杂志，2008（14）：1609-1611.

[33]　郭勤，尤丽丽. 康惠尔系列敷料临床应用的研究进展 [J]. 中华现代护理杂志，2008（14）：1621-1624.

[34]　杨金兰，葛晓红，林春华. 新型敷料应用于慢性伤口的疗效观察 [J]. 中国当代医药，2010，17（27）：110-111.

[35]　刘利兵，王成伟，郑辉，等. 踝关节骨折接骨板内固定术后伤口并发症的临床分析及治疗措施 [C]// 第十六届全国足踝外科学术会议论文集. 2013：13-14.

[36]　黄睿，陈敬安，卓惠勇，等. 踝关节骨折合并后踝骨折的手术治疗 [C]// 福建省第十四次骨科学术会议暨中国骨科医师协会关节外科工作委员会保髋专题研讨会论文集. 2016：258.

[37]　许琳，王虎，石海花. 术后持续被动运动在踝关节骨折术后早期康复中的作用 [C]// 第十七届全国足踝外科学术会议论文集. 2014：184-185.

[38]　许琳，王虎. 术后即可持续被动运动在踝关节骨折术后康复中的应用 [C]// 第九届西部骨科论坛论文集. 2013：887-890.

[39]　陈宪，王清燕，刘燕萍，等. 伤口造口专科小组应用湿性愈合理论在慢性难愈合伤口的临床研究 [J]. 国际医药卫生导报，2022，28（14）：1997-2000.

[40]　王淼，金桂仙. 伤口湿性愈合理论在骨科伤口护理中的应用 [J]. 心理月刊，2020，15（3）：143.

[41]　王宏宇，董雪，张雪. 伤口湿性愈合理论与护理 [J]. 世界最新医学信息文摘（电子版），2013（7）：481.

[42]　甘馨. 新生儿坏死性小肠结肠炎研究进展 [J]. 中国当代儿科杂志，2018，20（2）：164-169.

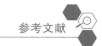

[43] 中国医师协会新生儿科医师分会循证专业委员会 . 新生儿坏死性小肠结肠炎临床诊疗指南（2020）[J]. 中国当代儿科杂志 . 2021，23（1）：1-11.

[44] 张丽静，赵鸳鸳，韩雄 . VSD 预防急诊创伤患者感染的观察与护理 [J]. 创伤外科杂志，2018，20（9）：709-710.

[45] 谢晓瑜，李石旦，刘军蔚，等 . 不同引流方法对跟骨骨折手术切口愈合的影响 [J]. 创伤外科杂志，2020，22（11）：824-828.

[46] 徐超群，李建浩 . 德莫林敷贴在跟骨骨折术后切口护理的观察 [J]. 饮食保健，2021（20）：114.

[47] 金凤华，阮丽雅，王虎军 . 临床药师参与治疗奈氏西地西菌引起术后皮肤软组织感染 1 例 [J]. 武警医学，2020，31（1）：61-62.

[48] 张文涛，杨伟江，罗杰夫，等 . 皮肤科感染患者病原菌分布情况及其耐药性分析 [J]. 重庆医学，2021，50（10）：1663-1666，1671.

[49] NICOLAOU K C，RIGOL S. A brief history of antibiotics and select advances in their synthesis[J]. J Antibiot（Tokyo），2018，71（2）：153-184.

[50] 马力，闫盛 . 医源性股动脉假性动脉瘤的诊疗进展 [J]. 中国药物与临床，2020，20（1）：47-49.

[51] 戴浩，戴佩芬，毛斌存，等 . 外科手术患者术后切口感染相关因素分析 [J]. 中华医院感染学杂志，2018，28（20）：3101-3103.

[52] 刘丽萍 . 彩色多普勒超声对假性动脉瘤的诊断价值 [J]. 中国中西医结合影像学杂志，2019，17（1）：96-97.

[53] STOLT M，BRAUN-DULLAEUS R，HEROLD J. Do not underestimate the femoral pseudoaneurysm[J]. Vasa，2018，47（3）：177-185.

[54] 李国才 . 超声引导下经皮注射凝血酶用于股动脉假性动脉瘤治疗的临床探究 [J]. 影像研究与医学应用，2020（4）：122-123.

[55] 雷秋模，左文述 . 实用乳腺病学 [M]. 北京：人民军医出版社，2012：355-357.

[56] 赵辨 . 中国临床皮肤病学 [M]. 南京：江苏科学技术出版社，2010：892.

[57] 中国老年医学学会烧创伤分会 . 含银敷料在创面治疗中应用的全国专家共识（2018 版）[J]. 中华损伤与修复杂志（电子版），2018，13（6）：401-405.

[58] STEENBRUGGE F，R AAIJMAAKERS M，CAEKEBEKE P，et al. Pyodermagangrenosum

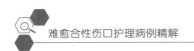
following trauma of the knee：a case of pathergy and review of orthopaedic cases[J]. Injury，

2011，42（4）：421-423.

[59] 李春婷，宋清华，陈海龙，等 . 坏疽性脓皮病 15 例临床分析 [J]. 解放军医学杂志，2015，

40（9）：742-744.

[60] 魏瑛琪，关纯，邱蔓，等 . 多学科协作与多部门联动预防控制多药耐药菌医院感染 [J]. 中

华医院感染学杂志，2011，21（12）：2595-2596.

[61] 曹晋桂，何晓锋，崔霞，等 . 预防控制多药耐药菌感染的技术环节与战略对策 [J]. 中华医

院感染学杂志，2011，21（24）：5244-5246.

[62] 魏晓琼，王君君，周清，等 . 1 例坏疽性脓皮病患儿行负压封闭引流的护理 [J]. 中华护理杂

志，2022，57（10）：1238-1241.

[63] 孙懿松，许方蕾，黄盛松 . 结肠造口并发坏疽性脓皮病 1 例多学科团队合作护理 [J]. 上海

护理，2019，19（6）：61-63.

[64] 黄漫容，曾讯，李敏宜，等 . 1 例坏疽性脓皮病患者伤口床准备理论指导下的护理 [J]. 护理

学报，2013（16）：54-55，56.

[65] 陈孝平，汪建平，赵继宗 . 外科学 [M].9 版 . 北京：人民卫生出版社，2018：108-109.

[66] 高青，郭莉，包素婷，等 . 糖尿病合并皮肤感染的处理对策 [J]. 护理实践与研究，

2011，8（3）：96-97.

[67] 崔银杰，张超，贾爱玲，等 . 医护合作责任制护理模式对社区老年 2 型糖尿病患者的管理

效果研究 [J]. 实用临床医药杂志，2017，21（16）：145-147.

[68] 叶国庆，梁孝风，虞上宠 . 苯扎氯铵溶液灌洗联合负压封闭引流治疗糖尿病皮肤化脓性感

染临床应用研究 [J]. 浙江创伤外科，2017，22（3）：567-568.

[69] 钱荣 . 指甲生长速度暗示病理变化 [J]. 百姓生活，2010（5）：51.

[70] 中国糖尿病足细胞与介入治疗技术联盟 . 糖尿病足介入综合诊治临床指南（第 4 版）[J]. 中

国介入影像与治疗学，2018，15（1）：3-12.

[71] 中国微循环学会周围血管疾病专业委员会糖尿病足学组 . 糖尿病足创面修复治疗专家共识

[J]. 中华糖尿病杂志，2018，10（5）：305-309.

[72] 中华医学会糖尿病学分会 . 中国 2 型糖尿病防治指南（2017 年版）[J]. 中国实用内科杂志，

2018，38（4）：292-344.

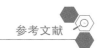
[73] 胡爱玲，郑美春，李伟娟．现代伤口与肠造口临床护理实践 [M]．北京：中国协和医科大学出版社，2010．

[74] 许樟荣，冉兴无．糖尿病足规范化诊疗手册 [M]．北京：人民军医出版社，2015．

[75] 《多学科合作下糖尿病足防治专家共识（2020 版）》编写组多学科合作下糖尿病足防治专家共识（2020 版）[J]．中华烧伤杂志，2020，36（8）：E1-ES2．

[76] 中华医学会糖尿病学分会，中华医学会感染病学分会，中华医学会组织修复与再生分会．中国糖尿病足防治指南（2019 版）（Ⅲ）[J]．中华糖尿病杂志，2019，11（4）：238-247．

[77] 中华预防医学会组织感染与损伤预防与控制专业委员会，中华医学会肠外肠内营养学分会，中国中西医结合学会周围血管疾病专业委员会糖尿病足学组．糖尿病足病医学营养治疗指南 [J]．中国组织工程研究，2019，23（35）：5682-5689．

[78] 曾文超，巩茹，郭洪敏，等．糖尿病大鼠在不同血糖浓度下伤口愈合情况实验研究 [J]．实用骨科杂志，2019，25（2）：140-142．

[79] 丁丹阳，王艳，裴飞，等．运动肌能贴布治疗上交叉综合征的效果 [J]．中国康复理论与实践，2017，23（6）：705-708．

[80] 王威，李进，吴英锋，等．小切口对口引流换药技术对糖尿病足肌筋膜间隙感染患者患足功能康复的影响 [J]．中华损伤与修复杂志（电子版），2020，15（1）：73-77．

[81] 刘岚，倪妍，李柳，等．运用新型敷料联合小切口对口引流在糖尿病足感染溃疡中的干预效果研究 [J]．中国社区医师，2020，36（31）：34-35．

[82] 李永恒，何利平，王椿，等．糖尿病足合并感染患者 532 株病原菌分布及耐药性分析 [J]．中华糖尿病杂志，2011，03（4）：296-300．

[83] JIANG Y，WANG X，XIA L，et al. A cohort study of diabetic patients and diabetic foot ulceration patients in China[J]. Wound Repair Regen，2015，23（2）：222-230．

[84] 王斌，李娟，张永红，等．超微血流成像监测横向骨搬移中血管再生的初步研究 [J]．中华骨科杂志，2021，41（11）：677-686．

[85] VIJAYAKUMAR A，TIWARI R，KUMAR PRABHUSWAMY V. Thromboangiitis obliterans（Buerger's disease）：current practices[J]. Int J Inflam，2013，2013：156905．

[86] LIU Y，DULCHAVSKY DS，GAO X，et al. Wound repair by bone marrow stromal cells through growth factor production. [J]. J Surg Res，2006，136（2）：336-341．

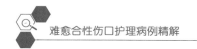

[87] 高磊，王江宁，尹叶锋 . 2019《国际糖尿病足工作组糖尿病足预防和治疗指南》解读 [J].
中国修复重建外科杂志，2020，34（1）：16-20.

[88] 龙丹凤，徐志伟，王小芳，等 . 2 型糖尿病并发症流行病学调查及危险因素 [J]. 医学信息，
2020，33（21）：128-130.

[89] 中华医学会糖尿病学分会 . 中国 2 型糖尿病防治指南（2020 年版）[J]. 国际内分泌代谢杂志，
2021，41（5）：482-548.

[90] 李冠佳，邹云，邱俏峰，等 . 负压供给—吸引护创材料在糖尿病足保肢治疗中的应用 [J].
广东医学，2017，38（z1）：181-183.

[91] 陈永松，许文灿，林少达，等 . 强化管理在糖尿病足高危患者保肢治疗中的意义 [J]. 中国
临床康复，2003，7（18）：2556-2557.

[92] 谢铁松，侯俊，李爱华，等 . 19 例糖尿病足应用 VSD 技术保肢治疗体会 [J]. 湖北医药学院
学报，2014，33（3）：263-264.

[93] 吴海生，刘芳，赵珺，等 . 持续负压吸引保肢技术治疗合并严重感染的糖尿病足 [J]. 中华
普通外科杂志，2014，29（8）：584-587.

[94] 许樟荣，王玉珍，王先从，等 . 糖尿病慢性并发症与糖尿病治疗关系的调查 [J]. 中华医学杂志，
1997，77（2）：119-122.

[95] 关小宏 . 糖尿病足发展史 [J]. 中华损伤与修复杂志（电子版），2011，6（4）：509-515.

[96] 中国医师协会骨科医师分会中国骨搬移糖尿病足学组 . 胫骨横向骨搬移技术治疗糖尿病足
的专家共识（2020）[J/OL]. 中国修复重建外科杂志，2020，34（8）：945-950.

[97] 张小琴，葛平，陆信燕 . 联合清创处理 59 例可疑深部组织损伤期压疮的体会 [J]. 实用临床
医药杂志，2012，16（18）：66-67，71.

[98] 顾雪梅，徐建珍 . 可疑深部组织损伤压疮分期的临床意义 [J]. 全科护理，2014，12（3）：
227-228.

[99] 杨飒，蒋秋焕，卫晓静，等 . 深部组织压力性损伤评估与预防的研究进展 [J]. 护理学杂志，
2019，34（13）：15-17，65.

[100] 谢浩煌，潘莹莹，王晓慧，等 . 压疮深部组织损伤动物模型的构建及其临床意义 [J]. 护理
学杂志，2014，29（15）：47-49.

[101] 张莹，周文琴 . 我国慢性伤口延续性护理相关研究的文献分析 [J]. 循证护理，2018，4（7）：
613-616.

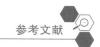

[102] 王彤华，周雄丽，谢利勤，等 . 慢性伤口的研究进展 [C]//2017《中国医院药学杂志》学术年会论文集 . 2017：206-207.

[103] 叶芳，李成叶，扬丝文 . 慢性伤口患者实施延续性护理的效果 [J]. 中国现代药物应用，2018，12（11）：211-212.

[104] 高洪霞，李映会，唐玲 . 分析慢性伤口患者出院后延续护理的应用效果 [J]. 世界最新医学信息文摘（连续型电子期刊），2018，18（51）：226，228.

[105] 王珍 . 自制简易负压在慢性伤口治疗中的应用 [J]. 临床医药文献电子杂志，2017，4（79）：15498.

[106] 张秀妮，蒋凤婷，黎瑞仪，等 . 慢性伤口患者出院后延续护理的应用效果探析 [J]. 中国实用医药，2018，13（2）：191-192.

[107] 阮小玲，陈冰，刘学英，等 . 标准化护理在门诊慢性伤口患者管理中的应用 [J]. 当代护士（下旬刊），2018，25（3）：104-106.

[108] 何其英，汤亚箐，刘晓艳 . 改良负压治疗技术及微信随访在居家慢性伤口延续护理中的应用 [J]. 护理学杂志，2018，33（12）：79-80，88.

[109] 陈春杏 . 1 例负压封闭引流技术在大面积慢性伤口中的应用及护理体会 [J]. 齐齐哈尔医学院学报，2016，37（34）：4360.

[110] 蔡桂程，施理，杜姗菱，等 . 慢性伤口患者出院后延续护理的应用探析 [J]. 重庆医学，2016，45（16）：2295-2296.

[111] 何汶霞，黄红玉 . 慢性伤口患者伤口护理知识掌握情况调查 [J]. 现代职业教育，2016（33）：316-317.

[112] 许腊梅 . 湿性外敷疗法治疗 6 例深度慢性伤口的护理 [J]. 中国临床护理，2009，1（3）：203-204.

[113] 成守珍，黄漫容，郭少云，等 . 培养与发展慢性伤口、造口等专科护士的探讨 [J]. 中国护理管理，2007，7（9）：13-15.

[114] 孙静宜，李辉，陈丽 . 慢性伤口 I 期修复 20 例护理体会 [J]. 齐鲁护理杂志，2006，12（12）：1169.

[115] 湛慧，李玲 . 慢性伤口的风险评估及护理干预 [J]. 中国卫生产业，2012（13）：66.

[116] READY M，GILL S S，ROCHEN P A. Preventing pressure ulcers：a systrmatic review [J]. JAMA，2006，296：974-984.

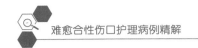

[117] 蒋琪霞，胡素琴，彭青，等 . 负压封闭辅助闭合技术用于伤口治疗的流程设计 [J]. 解放军护理杂志，2009，26（9B）：1-3.

[118] 蒋琪霞 . 压疮护理学 [M]. 北京：人民卫生出版社，2014：162.

[119] 沈义东，舒衡生，王爽，等 . Ilizarov 技术结合肌腱转移治疗僵硬性马蹄内翻足畸形 [J]. 中华骨科杂志，2019（1）：45-51.

[120] 连文志，李瑞 . 成人马蹄内翻足肌腱移位的固定方法 [J]. 中国矫形外科杂志，2013，21（11）：1111-1113.

[121] 焦绍锋，秦泗河，郭保逢，等 . Ilizarov 技术结合有限手术治疗伴有皮肤溃疡的马蹄内翻足 [J]. 中国骨伤，2015，28（2）：145-149.

[122] 魏力 . 糖尿病足溃疡的危险因素及预防护理现状 [J]. 中华现代护理杂志，2018，24（21）：2481-2486.

[123] 易远历，黄远清，朱亚平 . 足内侧跖楔关节融合联合 Akin 截骨治疗中重度拇外翻疗效观察 [J]. 中国骨与关节损伤杂志，2019，34（8）：888-890.

[124] 杨慧，孙新娟，胡志为，等 . 国际糖尿病足工作组和中华医学会糖尿病学分会糖尿病足诊治指南的解读与比较 [J]. 中华内分泌代谢杂志，2020（3）：201-202.

[125] 门雪妍，杨瑾，龚丽，等 . 白塞病合并严重血栓性静脉炎皮肤溃疡的护理体会 [J]. 当代护士（下旬刊），2020，27（10）：41-42.

[126] 李沐颐 . 20 例白塞氏病致皮肤、口腔、外阴溃疡临床护理 [J]. 医学信息，2015（41）：166-167.

[127] 陈茜茜，李军霞，扶晓兰，等 . 白塞病遗传学研究进展 [J]. 中华风湿病学杂志，2017，21（1）：63-66.

[128] 励乐萍，姜春 . 白塞病患儿的护理体会 [J]. 中国实用护理杂志，2015（z2）：87.

[129] 中华医学会风湿病学分会 . 白塞病诊断和治疗指南 [J]. 中华风湿病学杂志，2011，15（5）：345-347.

[130] 黄正吉，石慧莉，余碧娥，等 . 皮肤变应性结节性血管炎 1100 例分析 [J]. 中华皮肤科杂志，1999，32（1）：31.

[131] 葛均波，徐永健，王辰 . 内科学 [M]. 9 版 . 北京：人民卫生出版社，2018：839.

[132] 张学军，郑捷 . 皮肤性病学 [M]. 9 版 . 北京：人民卫生出版社，2018：161.

[133] 赵先峰.介入治疗下肢血栓闭塞性脉管炎的临床疗效分析 [J].中外医疗，2019，38（28）：73-75.

[134] 朱大卫.实施介入治疗对下肢血栓闭塞性脉管炎患者临床相关指标的影响 [J].临床医学研究与实践，2018，3（12）：57-58.

[135] 《中国血栓性疾病防治指南》专家委员会.中国血栓性疾病防治指南 [J].中华医学杂志，2018，98（36）：2861-2888.

[136] 赵建荣.介入治疗下肢血栓闭塞性脉管炎的临床疗效观察 [J].健康大视野，2019（24）：57.

[137] 刘壹、张玥、刘效敏、等.中医外治疗法预防骨科术后静脉血栓栓塞症的研究进展 [J].中国中西医结合外科杂志，2020，26（05）：1016-1019.

[138] 中国中西医结合学会周围血管疾病专业委员会血栓闭塞性脉管炎专家委员会.血栓闭塞性脉管炎中西医结合专家共识 [J].血管与腔内血管外科杂志，2019，5（6）：471-479.

[139] CRAWFORD J M，LAL B K，DURÁN W N，et al. Pathophysiology of venous ulceration[J]. J Vasc Surg Venous Lymphat Disord，2017，5（4）：596-605.

[140] GALANAUD J P，BERTOLETTI L，AMITRANO M，et al. RIETE registry investigators. Predictors of Post-Thrombotic Ulcer after Acute DVT：The RIETE Registry[J]. Thromb Haemost，2018，118（2）：320-328.

[141] 张筱杉,张长林,刘政,等.血栓闭塞性脉管炎并发静脉血栓栓塞症及下肢大面积溃疡1例[J].中国中西医结合外科杂志，2021，27（3）：512-514.

[142] 叶玉莲、赖沛炼.脉管炎科伤口分泌物病原菌构成及耐药性分析 [J].医学检验与临床，2022，33（4）：26-29，68.

[143] BONKEMEYER MILLAN S，GAN R，TOWNSEND P E. Venous Ulcers：Diagnosis and Treatment[J]. Am Fam Physician，2019，100（5）：298-305.

[144] NEUMANN M. Evidence-based（S3）Guidelines for Diagnostics and treatment of venous leg ulcers - Answer to Dr Bertolini[J]. J Eur Acad Dermatol Venereol，2017，31（9）：e386.

[145] 中华医学会外科学分会血管外科学组，中国医师协会血管外科医师分会，中国医疗保健国际交流促进会血管外科分会，等.中国慢性静脉疾病诊断与治疗指南 [J].中华医学杂志，2019（39）：3047-3061.

[146] 赵静，吴玲.压迫治疗在下肢静脉溃疡患者中的应用 [J].中华护理杂志，2015，50（6）：733-738.

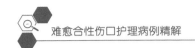

[147] MOŚCICKA P，SZEWCZYK M T，CWAJDA-BIAŁASIK J，et al. The role of compression therapy in the treatment of venous leg ulcers[J]. Adv Clin Exp Med，2019，28（6）：847-852.

[148] ANDRIESSEN A，APELQVIST J，MOSTI G，et al. Compression therapy for venous leg ulcers：risk factors for adverse events and complications，contraindications - a review of present guidelines[J]. J Eur Acad Dermatol Venereol，2017，31（9）：1562-1568.

[149] SACHDEV U，VODOVOTZ L，BITNER J，et al. Suppressed networks of inflammatory mediators characterize chronic venous insufficiency[J]. J Vasc Surg Venous Lymphat Disord，2018，6（3）：358-366.

[150] 张艳，宋田，徐春苗，等. 多功能红外光谱治疗仪治疗压力性损伤研究 [J]. 中国医学装备，2021，18（5）：120-124.

[151] 帅敏，马利林. 光子治疗的研究与临床应用进展 [J]. 中国医学创新，2017，14（30）：136-141.

[152] 孙永芳，张选奋，杨雪梅. 光子治疗促进慢性创面愈合的研究进展 [J]. 甘肃科技，2015，31（12）：103-106，81.

[153] 刘芯君，李情洁，游进会，等. 四层绷带包扎促进下肢静脉性溃疡愈合及压力维持的效果评价 [J]. 护理学杂志，2016，31（1）：57-58.

[154] SACHDEV U，VODOVOTZ L，BITNER J，et al. Suppressed networks of inflammatory mediators characterize chronic venous insufficiency[J]. J Vasc Surg Venous Lymphat Disord，2018，6（3）：358-366.

[155] 曾芳. 1 例右手拇指痛风石伴破溃患者的伤口护理 [J]. 当代护士（中旬刊），2018，25（3）：159-160.

[156] 梁江，邰湾，周静，等. 53 例足部痛风石破溃患者的护理体会 [J]. 风湿病与关节炎，2017，6（11）：64-68.

[157] 高丽娟，杨红萍. 一例原位造口患者的护理 [J]. 内蒙古中医药，2017，36（19）：157-158.

[158] 屠海霞，贺立新，曹玉珏，等. 藻酸盐银离子敷料在深度皮肤软组织缺损创面中的应用效果观察 [J]. 感染、炎症、修复，2015，16（3）：169-172.

[159] 董云娅. 平齐结肠造口护理体会 [J]. 中国社区医师（医学专业），2011，13（28）：278.

[160] 黄漫容，彭利芬，李敏宜，等. 1 例造口回缩合并造口旁伤口深部感染患者的护理 [J]. 护理学报，2014，21（1）：49-51.

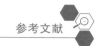

[161] 张金梅，刘静，李恒，等.泡沫敷料用于伤口肉芽组织水肿创面换药的效果观察 [J]. 护士进修杂志，2012，27（1）：63-64.

[162] 斯钦图亚.一例造口肉芽肿患者的护理 [J].内蒙古医学杂志，2017，49（11）：1365-1367.

[163] 邹燕蕾.一例缝线反应导致造口肉芽肿患者的护理 [J].世界最新医学信息文摘，2015，15（89）：224-225.

[164] 孙学珍，余光艳，李琴，等.凸面底盘和腰带加压用于结肠造口早期皮肤黏膜分离 [J]. 护理学杂志，2011，26（10）：31-32.

[165] 李建萍，徐洪莲，叶文琴.肠造口并发症护理干预研究进展 [J]. 解放军护理杂志，2015，32（18）：83.

[166] 李丽，左萍，梁珠明，等.1 + 2 肠造口坏死的护理启示 [J].中外健康文摘，2014（14）：212.

[167] 云红，张怡，于洪霞，等.乙状结肠造口皮肤黏膜深度分离影响因素的探究 [J].中华结直肠疾病电子杂志，2020，9（1）：92-95.

[168] 张彬，刘慧杰，朱绍辉，等.氢水联合缺血后处理对大鼠小肠缺血再灌注损伤的保护作用 [J]. 新乡医学院学报，2014，31（5）：333-337.

[169] 吴艳铭，向远春，黄秀荣，等.湿性愈合理念在慢性伤口愈合护理中的应用分析 [J]. 实用临床护理学电子杂志，2020，5（19）：99，127.

[170] 温芳芳，何莹华，张凤英，等.基于藻酸盐银离子敷料与贝复新的综合护理改善肠造口粘膜皮肤分离的临床效果 [J]. 广东医学，2019，40（5）：133-1336.

[171] 孟宝亲，张芳，杨晓蓉，等.回肠造口术后皮肤粘膜分离29例治疗与护理 [J]. 齐鲁护理杂志，2016，32（16）：116.

[172] 罗蔓，杨艳.羟基脲致痛性难愈性溃疡 2 例 [J].药物不良反应杂志，2015（2）：148-149.

[173] 汪鹏程，刘焕勋，卓家才，等.羟基脲导致多发性顽固性皮肤溃疡 1 例 [J]. 广东医学，2003，24（11）：1223.

[174] 戴婷，钱锡芬 71 例羟基脲不良反应文献分析 [J].中国药物警戒，2017，14（4）：226-229.

[175] 肖志梅.美国警告羟基脲药物的皮肤血管炎毒性 [J].药物流行病学杂志，2006，15（5）：260.

[176] 卢婷群.新生儿足背静脉输液致大腿肿胀的护理体会 1 例 [J].中国社区医师（医学专业），2013，15（9）：353.

[177] 黄玉心.静脉推注葡萄糖酸钙外渗致新生儿足背软组织坏死 1 例的护理体会 [J].当代医学，2011，17（23）：123-124.

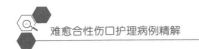
[178] 兰莫莉，胡俊，王玉琴，等．实施护理专案降低医用黏胶相关性皮肤损伤的效果观察 [J].
循证护理，2021，7（18）：2545-2547.

[179] 王攀姣．放疗科携带 PICC 患者医用黏胶相关性皮肤损伤危险因素分析及预防措施干预 [J].
包头医学院学报，2020，36（12）：88-91.

[180] 刘慧娟，梁爽，陈华，等．新生儿皮肤损伤风险评估研究进展 [J]. 中国护理管理，2019，
19（11）：1729-1733.

[181] 黄国雨，张海军，王宏伟，等．海岛地区虫咬伤致下肢坏死性筋膜炎治疗策略 [J]. 临床军
医杂志，2016，44（3）：284-285.

[182] 韩军涛，王洪涛，王耘川．冻伤早期的临床诊疗全国专家共识 [J]. 中华损伤与修复杂志（电
子版），2022，17（1）：1-6.

[183] 中华中医药学会外科分会．冻伤中医诊疗指南（2022 年版）[J]. 中医药通报，2022，21（2）：1-5.

[184] 孙林利，刘文军，桂婧娥，等．2019 版《荒野医学协会冻伤预防和治疗实践指南》解读 [J].
中华烧伤杂志，2020，36（7）：631-635.

[185] 崔巧娜，徐桂银，叶菁，等．湿润烧伤膏治疗Ⅱ度冻伤疗效观察 [J]. 中国烧伤创疡杂志，
2022，34（1）：19-22.

[186] 查天建，苏福增，刘小龙，等．27 例冻伤患者的治疗体会 [J]. 中国医师杂志，2018，20（11）：
1721-1723.

[187] 王鑫，于尧，程琦，等．1 例多处Ⅱ度局部冻伤的临床救护 [J]. 皮肤病与性病，2018，40（1）：
128-129.

[188] 李娜．急诊儿童面部外伤的整形美容外科技术治疗 [J]. 华夏医学，2021，34（1）：148-151.

[189] 侯天真．新型敷料应用于儿童手足创伤后肌腱外露伤口换药中的护理体会 [J]. 中国伤残医
学，2021，29（17）：79-80.

[190] 何向英，吴小花，郑智慧，等．Child Life 治疗性游戏干预对住院患儿的应用研究现状 [J].
护理与康复，2022，21（4）：85-88.

[191] 余淑仪，区秀媚，李小燕．利多卡因胶浆涂擦对患儿静脉穿刺儿童疼痛行为量表评分及穿
刺成功率的影响 [J]. 中国民间疗法，2021，29（15）：89-91.